W0062435

Inhalt

Eluan Ghazal

Körperglück für Frauen

Tanz, Bewegung und Energie

Mit Originalzeichnungen der Autorin

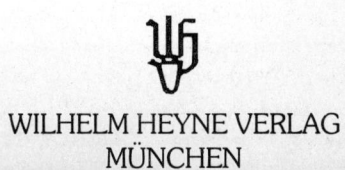

WILHELM HEYNE VERLAG
MÜNCHEN

HEYNE ESOTERISCHES WISSEN
Herausgegeben von Michael Görden
Nr. 13/9763

Besuchen sie uns im Internet:
http://www.heyne.de

Umwelthinweis:
Dieses Buch wurde auf
chlor- und säurefreiem Papier gedruckt.

Ungekürzte Taschenbuchausgabe 1998
im Wilhelm Heyne Verlag GmbH & Co. KG, München
Die Originalausgabe erschien 1995
unter dem Titel *Bauchtanz* im Ariston Verlag, Genf
Copyright © der Originalausgabe 1995 by Ariston Verlag, Genf
Printed in Germany 1998
Umschlaggestaltung: Atelier Bachmann & Seidel, Reischach
Umschlagillustration: ZEFA/SIS/José Ortega, Düsseldorf
Technische Betreuung: Sibylle Hartl
Satz: MPM, Wasserburg
Druck und Verarbeitung: Ebner Ulm

ISBN 3-453-14107-5

ERSTER TEIL

Körperglück ist immer auch soziales Glück

Ein zartes Zittern um die Lendengrübchen, Schauer der Erregung rieseln durch die Haut, ein weicher Schwung der Hüften, das Becken löst sich in Wellen des Wohlbehagens, die Hüften kreisen enger, enger, der Bauch schnellt atemlos nach innen – außen – innen – außen. Lachende Begeisterung strömt auf, der Brustkorb weitet sich, vibriert und dreht sich. Fließende Hingabe läßt die Arme schmelzen ... bis in die Fingerspitzen. Ein Lächeln kommt von innen, tief aus dem Becken ... Körperglück!

Bauchtanz – Entfremdung oder Selbstfindung

Bauchtanz ist als Tanzform heute bereits fest etabliert. Viele Studios führen ihn im Programm, und dennoch wird über diese Art des Tanzes mehr und hitziger diskutiert als über alle anderen wie Ballett, Modern Dance und so weiter.

Bauchtanz ist erotisch – erotische Bewegung für Frauen. Bauchtanz als letzte Hoffnung der Frauenbewegung? Sollten weiche Beckenschwünge, private Glücksgefühle, ein Kreisen um den eigenen Nabel alles sein, was von der Frauenbewegung noch übriggeblieben ist, nach dem Motto »Wir wollten alles, was haben wir nun«?

Aber ich sehe in den Bewegungsformen, die als »Bauchtanz« bezeichnet werden, einen tieferen Sinn: die Integration von Erotik in das Gesamtbild der Persönlichkeit. Und das beinhaltet auch, die vielfältig gefächerten Dimensionen von Körper, Seele, Geist *und* Sozialität in ihrer gegenseitigen Durchdringung zu erfahren und zu reflektieren.

Wenn Sie sich also mit dem tieferen Sinn dieser Bewegung vertraut machen, werden Sie eine abenteuerliche, bunte Reise durch Ihr Selbst antreten und auf diesem Weg auch Altlasten ablegen, die Sie, vielleicht ohne es zu wissen, mit sich geschleppt haben. Sie werden Bewußtseinsschlacken ausscheiden, die den freien Fluß Ihrer Gefühle behindern, und Sie werden Schleier lüften, die Ihnen die Sicht auf Ihre ureigensten Bedürfnisse verhängen. Sie werden erkennen, wo und wodurch Sie sich von Ihrer Lebenskraft entfremdet haben. Und wenn Sie »zu sich« kommen, so wird sich auch noch einiges andere um Sie herum verwandeln!

Jetzt höre ich schon einen vielstimmigen Aufschrei: »Nein, unmöglich, gerade Bauchtanz ist doch Entfremdung in Reinkultur! Kühle Europäerinnen geben sich als schwüle Suleikas aus, suchen krampfhaft nach irgendeinem Tropfen orientalischen Blutes in ihrer Ahnenreihe, klirren indezent mit orientalischen Hüftgürteln, zwingen mit schmachtendem Augenaufschlag die modrige Welt der Haremssklavinnen aus orientalischen Dynastien herbei, leugnen ihren Alltagsfrust, indem sie sich eine halbe Stunde lang als arabische Prinzessin aus Tausendundeiner Nacht ausgeben und süßliche Orientshows auf die Bühne bringen. Wenn das keine Flucht ist!«

Tatsächlich kommt mitunter eine Art Supermarkt-Mentalität zum Ausdruck, wenn westliche Frauen »den« Orient abgrasen – auf der Suche nach einer Exotik, die sie davon abhält, über sich selbst nachzudenken. Und tatsächlich hat diese Konsumhaltung bei Orientalen und Orientalinnen schon viel Unbehagen ausgelöst. Wie grundsätzlich sich Menschen in dieser schillernden Bauchtanzszene mißverstehen können, habe ich in meinem Buch »Der heilige

Tanz« (erschienen bei Simon & Leutner, Berlin) geschildert. Aus Respekt vor der anderen Kultur sollten wir uns davor hüten, blindlings äußere Formen zu übernehmen und zu vermarkten. Auf diese Weise können wir allerlei stilistische Peinlichkeiten und interkulturelle Fehlschläge vermeiden.

Was bleibt dann noch vom Bauchtanz? Können wir ihn abschreiben als eine vergängliche Modeerscheinung, einen Boom, eine Faszination an exotischen Äußerlichkeiten? Für Europäerinnen ungeeignet? »Nein«, sagen die Bauchtänzerinnen und schwärmen: »Es ist der weiblichste Tanz überhaupt, ein Fest der Schönheit, der Erotik, ein uralter weiblicher Fruchtbarkeitstanz ...«

Aber auch dieser Gesichtspunkt stößt nur zu oft auf entschlossene Ablehnung: »Sollen wir schon wieder auf unsere Gebärmutter, auf unsere biologischen Funktionen reduziert werden? Müssen wir Kinder werfen, um als vollgültige Wesen zu gelten? Was soll das, dieser mythisch-sumpfige Fruchtbarkeitskult in einer durchrationalisierten und computerisierten Wirtschaft? Haben wir nicht auch Ehrgeiz, Verstand, Führungsqualitäten? Erotik, gut und schön! Aber schließlich kämpfen wir doch gerade gegen die ewige Grapscherei und verbale Anmache im Berufsalltag. Und nun sollen wir uns freiwillig zu Sexobjekten machen, uns auf eine Stufe mit Animierdamen und Nachtklubtänzerinnen stellen? Ist Bauchtanz nicht schlüpfrig-servile Unterhaltung für frustrierte Voyeure, wird damit nicht Weiblichkeit – viel zu billig und inflationär – vermarktet, von Männern an Männer verkauft?«

Was brachte die Frauenbewegung?

Schon die Schärfe dieser Kontroversen zeigt: Leicht haben wir's nicht mit der Definition von Weiblichkeit heutzutage. Die Frauenbewegung ist totgesagt, desillusionierte

Kämpferinnen stellen fest, daß sie nun zwar in männliche Karrieredomänen eingedrungen sind, die Männer sich aber nach wie vor aus dem Haushalt rausgehalten haben ... Das Resultat: Doppelbelastung und/oder bröckelnde Beziehungen.

In den letzten drei Jahrzehnten haben wir begonnen, in Politik und Wirtschaft mitzureden und ein begrenztes Maß an Entscheidungen mitzutragen. Wir konkurrieren mit Männern auf dem Arbeitsmarkt und auf den Karriereleitern. Doch die Ausgangschancen sind nicht gleich. Das beginnt schon bei den Leitbildern: Sprichwörtliche Karrieren (vom Schuhputzer zum Millionär, vom Oberschüler zum Wirtschaftsstrategen und so weiter) sind meistens männlich. Managementmethoden, Gesprächstechniken, Verkaufstechniken, Zeit- und Karriereplanung gebrauchen Vokabeln, die aus einer männlichen Erfahrungswelt stammen. Gute Positionen sind besetzt – mit Männern, die »eine Familie zu ernähren haben«. Und in manchen Bereichen der Wirtschaft wird eine Frau von Männern heimlich bis offen diskriminiert. Sie muß erst beweisen, daß sie »ihren Mann steht«, daß sie etwas kann, »obwohl« sie eine Frau ist.

Viele Frauen verdrängen deshalb ihr Frausein und richten sich im öffentlichen Leben nach Normen, die aus männlicher Tradition und Erfahrungswelt stammen. In der Rationalität von Terminen, Sachzwängen und Karriereplanungen wurde auch ihr »weibliches Kraftfeld« beschädigt. Die »Gleichberechtigung« hat also nicht automatisch zu mehr innerer Zufriedenheit geführt, sondern eher zu Unsicherheit über weibliche Identität.

Auch die »sexuelle Revolution« der sechziger und siebziger Jahre brachte nicht unweigerlich größeres Glück. Noch immer fehlt so etwas wie eine erotische Kultur, gibt es Verklemmtheit, Abwehrhaltungen, Ängste, Unsicherheiten; noch immer glauben Frauen, daß Männer eben nur »das eine« wollen; noch immer gibt es ein Riesenangebot an kommerzialisierter Sexualität, in deren Rahmen Frauen auf Sexobjekte – jung, glatt und prall – reduziert werden. Die Liberalisierung der Erotik im Verlaufe der »sexuellen Revolution« hat nur eine Basis geschaffen. Es ist allen klargeworden, daß Sex allein nicht genügt, sondern daß es auch auf Gefühle, Kommunikation und Bewußtsein ankommt.

Und nun treffen wir auf die unterschiedlichsten Maximen und Orientierungshilfen, je nachdem, welches Buch (Sparte: Esoterik / Ratgeber) wir aufschlagen, welches Journal wir durchblättern. »In den Neunzigern haben Frauen jegliche Hemmung verloren«, lese ich, »sie reden und schreiben offen über Sex und Erotik, sie wollen alles wissen und verwenden Männer als sexuelle Erfahrungsobjekte.« Wie man Männer aufreißt und elegant wieder los wird, steht im nächsten Artikel. Aber dann bin ich perplex. Woanders steht das genaue Gegenteil: »Die neunziger Jahre sind das Jahrzehnt der ehelichen Treue und der Sehnsucht nach familiärer Geborgenheit.« Das Tierreich wird bemüht, Verhaltensforscher werden zitiert, und ich bemerke: Wenn die Wirtschaft rezessiert, sind Schimpansen wieder monogam und Frauen streben zurück an den Herd ... »von Natur aus«.

Trotzdem steigen die Scheidungsziffern. Und die Regenbogenpresse schlachtet jeden opulenten Skandal aus: besonders wenn ein hochrangiger Politiker fremdgegangen ist und auch noch dazu steht und die Ehe als »Auslaufmodell« bezeichnet.

Wie ich weibliche Verführungskunst in die Taktik meiner Karrieresprünge einbauen kann, wird mir erklärt, im nächsten Artikel werde ich jedoch unter Androhung peinlichster Konsequenzen davor gewarnt, irgendwelche sexuellen Abenteuer als Trittbrett für den Aufstieg zu benutzen.

Trends werden gemacht, herbeigeredet, und da soviel geschrieben wird, verschlingen sie sich im Blätterwald zu undurchdringlicher Wirrnis. Eines aber ist klar: Das Losungswort »Frauenbewegung« erzeugt keine Begeisterung mehr, nur Ratlosigkeit. »Die westlichen Frauen merken jetzt allmählich, daß sie zu weit gegangen sind«, erklärte mir kürzlich ein Bekannter aus einem arabischen Land mit sanftem Lächeln und leisem Triumph in der Stimme. »Nein, das glaub ich nicht«, antwortete ich, »aber in welche Richtung haben wir uns bewegt, wie haben wir uns bewegt, und was hat uns bewegt? Das ist die Frage!«

Verschiedene Gesellschaften – verschiedene Arten von Körperlichkeit

Bauchtanz ist Frauenbewegung im wörtlichen Sinn. Das ist aber kein frivoles Wortspiel und soll auch nicht heißen, daß der Bauch das einzige ist, worum Weiblichkeit kreist. Es geht mir darum, zu zeigen, daß sich die Ebenen von Körper, Psyche, Geist *und* Gesellschaftlichkeit gegenseitig durchdringen und daß jede Ebene in jeder anderen enthalten ist. Körper ist ebenso politisch, wie Politik körperlich ist – auch wenn's ein kranker Körper ist. Ein paar Beispiele zur Veranschaulichung dieser These: Im hierarchischen konfuzianischen China wurden Frauen die Füße eingebunden und verkrüppelt, im kommunistischen China war dies nicht möglich, denn man brauchte die weibliche Arbeitskraft, um das Land der Bauern und Arbeiter aufzubauen. Zur Zeit des Christentums war das Körpergefühl von Frauen und Männern wiederum anders als in unserer modernen kapitalistischen Welt: Erotik war tabu, der Körper ein Fluch. (Meine Großtante trug unter ihren

eleganten Kleidern rauhe Kettenglieder, die die Haut mal-
trätierten, um sich Verdienste im Himmel zu erwerben
und für ihre Sünden zu büßen!)

Uns erscheint so etwas heute absurd. In unserer pragmatischen Weltsicht haben »irrationale« Tabus keinen
Platz. Und dennoch erzeugt unsere industrielle Zivilisation
ihre eigene Art von Körperlichkeit: Zwar sieht man auf
unseren Straßen keine Krüppel, Leprakranken, Buckligen
und Einäugigen mehr, dafür leiden wir an weniger sicht-
baren Krankheiten wie Immunschwächen, Allergien,
Streßsymptomen. Und obwohl wir unsere Füße nicht
einbinden wie die alten Chinesinnen, ist der Unterschied
zwischen männlichen und weiblichen Füßen eklatant.
Denn während Männer bequemes, gesundes Schuhwerk
tragen, werden die Ballen und Zehen von Frauen durch
spitz zulaufende Schuhe oft deformiert, weil sie die Zehen
zusammendrücken. Das schädigt den Lebermeridian, und
die Leber hat nach der chinesischen Medizin mit Durch-
setzungskraft zu tun. Darüber sollte man länger nachdenken ...

Welche Art von Körperlichkeit ist es, die durch den Bauchtanz geschaffen wird, und wie verhält sich diese Körperlichkeit zu der Gesellschaft, in der wir heute leben? Gehört
der Bauchtanz zu einer seit Jahrtausenden vergangenen
Gesellschaftsform, oder hat er noch heute eine Funktion
für das moderne Bewußtsein?

Daß diese Bewegungsform in Europa den Namen
»Bauchtanz« erhielt, ist auf den Kulturschock französischer
Reisender im Maghreb der Kolonialzeit zurückzuführen.
Sie kannten nur das Ballett, wo tüllbekleidete Elfen in
zierlichen Schuhen körperlos die irdische Schwere über-
wanden. Und nun sahen sie zum erstenmal tanzende
Frauen, die in aller körperlichen Fülle atemberaubende

Zitterorgien und Konvulsionen der Bauchmuskulatur dar-
boten ... Der Bauch war also das Hauptmerkmal: »la
danse du ventre«. Aber diese Bezeichnung ist nicht kor-
rekt. Denn es bewegt sich nicht nur der Bauch, sondern
auch Beine, Hüften und Brustkorb, der gesamte Oberkörper, die Schultern, Arme und Hände sowie Hals und Kopf
bewegen sich, und zwar in subtilen oder rasenden Vibrationen, rhythmischen Akzenten, weiten oder engen Kreisen und geschmeidig schwingenden Wellen.

Wenn Sie mit diesem Tanz beginnen, so werden Sie
zuerst lernen, die einzelnen Körperteile isoliert voneinander zu bewegen. Daran sind wir im Westen nicht gewöhnt,
und unsere klassische Musik führt uns eher zu ausgreifen-
den Bewegungen im Außenraum. Die orientalische Musik
jedoch verführt uns zu subtiler »binnenkörperlicher« Bewegung. Sobald Sie mühelos die Hüften schwingen können, ohne auch nur im geringsten mit der Schulter zu
zucken, wenn Sie mit den Schultern kreisen und vibrieren
können, ohne Arme und Hände zu verkrampfen, dann
können Sie allmählich darangehen, verschiedene Bewegungen gleichzeitig durchzuführen: mit den Hüften zittern,
dabei den Kopf nach rechts und links gleiten lassen und
mit den Händen sanfte Wellenbewegungen vollziehen,
und dann das Ganze noch im Gehen! Das nennt man
»polyzentrisch«. Wenn Ihnen diese Kombinationen dann
in Fleisch und Blut übergegangen sind, fällt es Ihnen
irgendwann nicht mehr schwer, sie auch spontan zu im-
provisieren ... im Einklang mit der Musik: mit rollenden
oder explosiven Trommelsolos, dem melodischen
Schwung der Geigen, dem brüchigen Hauch der Flöte. So
gesehen ist Bauchtanz also äußerst komplex, differenziert
und subtil.

Ganz falsch ist der Ausdruck »Bauchtanz« allerdings
auch wieder nicht. Denn das Zentrum der Bewegung liegt

im Becken, dort wird Energie aufgewirbelt, strömt im Körper nach oben und verwandelt sich in bewegte Ornamente. Trotzdem glaube ich, daß wir allmählich einen anderen Ausdruck für diese Art der Bewegung finden sollten. Dieser Tanz *ist* erotisch, aber gleichzeitig stecken darin Welten innerer Erfahrung. Erotische Energie ist der Brennstoff, der den Körper jugendlich geschmeidig hält, die Seele nährt und ekstatische Bewußtseinszustände aufleuchten läßt. Sie werden es erleben, wenn Sie Ihren Körper rollen, kreisen, schwingen und vibrieren lassen.

Die Botschaft, die in dieser Art von Körperbewegung liegt, lautet also: Erotik und physische Weiblichkeit dürfen sein. Sie werden nicht wegsublimiert wie im Ballett alten Stils, sondern als Energie erlebt und eingesetzt. Die Frage ist nur, wie! Natürlich gibt es die Nachtklubs, wo wogende Busen und kreisende Hüften unmittelbar gegen Geld getauscht werden, aber das ist gewissermaßen ein Kurzschluß, eine banale Reduktion. Der eigentliche Sinn dieser Bewegung besteht darin, daß erotische Energie *transformiert* wird.

Wenn Sie diesen Tanz erlernen, so heißt das eben nicht, daß Sie Haut und Haar als Sexobjekt zu Markte tragen. Erotik wird hier nicht funktionalisiert, verkauft und ausverkauft, ganz im Gegenteil: Es geht um die *Integration von Erotik* in das Gesamtbild der Persönlichkeit. Sie erleben Ihre Weiblichkeit nicht nur im Becken, sondern auch im Oberkörper, in den Armen, in Hals und Kopf. Wenn Sie Ihre weibliche Energie tanzend erleben, akzeptieren und integrieren, verwandelt sich auch Ihre Gefühlswelt, Ihr Herz wird weich, Ihre Wahrnehmung, Ihre Gedanken und Visionen entwickeln sich, Ihr Selbstbewußtsein gewinnt eine neue, balancierte Form.

In diesem Buch geht es nicht um bühnenreife Choreographien, Schleiertechniken, ästhetisch ausgefeilte Schrittkombinationen oder die Kunst des Zimbelspiels, sondern um Ihr *Körperglück*. Und da, wie gesagt, mit dem Körper das Seelische und das Soziale eng zusammenhängen, wird sich das Körperglück auch auf diesen Ebenen manifestieren.

Regionen der psychischen und sozialen Erfahrung im Körper

In all den verschiedenen Theorien und Haltungen zu Erotik und Partnerschaft, die heute in den Medien auftauchen, wird Erotik meist unabhängig von anderen Komplexen wie Macht, Gefühl, Wissen und Sozialstruktur betrachtet und diskutiert. Und weil der Kontext fehlt, hängen alle diese widersprüchlichen Theorien gewissermaßen in der Luft; das Thema wird mächtig aufgebläht und ausgeschlachtet, aber man hat das Gefühl, daß etwas fehlt.

Diese Herauslösung von Erotik aus dem Gesamtbild der Persönlichkeit ist nicht selbstverständlich: Wenn Ihnen eine neue Person vorgestellt wird, so denken Sie auch nicht nur darüber nach, wie wollüstig sie sich wohl im Bett bewegt! Vielmehr empfangen Sie einen ziemlich umfassenden Eindruck. Sie nehmen Kleidung, Gestalt, Haltung, Motorik, Gesichtsausdruck, Stimme, ja sogar den Geruch wahr und schließen daraus – ohne überhaupt nachzudenken – auf Nationalität, Herkunft, Beruf, Geldquellen, Familienstand, Gefühlslage, Gesundheitszustand und so weiter.

Männer, die bei jeder Frau, die sie treffen, immer nur an »das eine« denken, die sie nur als sexuelles Wesen und sonst nichts begreifen, halten wir heutzutage für sexistisch. Hinter diesem Sexismus kann vieles stecken: körperliches

Unwohlsein, persönliche Unsicherheit, sexuelle Frustration, Rachedurst wegen vermeintlicher Demütigung, erotische Verklemmtheit aufgrund mangelnder männlicher Identität oder Schuldgefühlen oder einfach die Macht der Gewohnheit (von Vätern, Brüdern, Onkeln, Kollegen und Freunden gedankenlos übernommen).

Aber Frauen (und Männer) sind mehr als ihre Sexualität. Der Körper ist wie ein Atlas, in dem verschiedene Regionen eingezeichnet sind, die alle ihren eigenen Charakter haben: Ganz offensichtlich hat der Brustkorb mehr mit zarten Gefühlen zu tun als der Verdauungstrakt; Liebeskummer fühlt man im Herzen, Traurigkeit umflort die Lungengegend; das Becken wiederum ist der Sitz erotischer Erregung; und Vision erfolgt normalerweise nicht in der kleinen Zehe, sondern im Kopf.

Im nächsten Kapitel werde ich Sie auf eine abenteuerlich bunte Reise durch verschiedene Körper- und Seelenregionen entführen, und zwar – entsprechend dem Energiefluß des Bauchtanzes – vom Becken bis zum Kopf. Dabei werde ich eine Körpersymbolik entwickeln, die sowohl psychische als auch soziale Tragweite hat.

- Der Komplex des Beckenbodens (die »Pforten des Beckenbodens«) steht für das Verhältnis von Festhalten und Loslassen und hat auf psychischer Ebene mit materieller Sicherheit und Vertrauen beziehungsweise Existenzangst und Gier, auf sozialer und historischer Ebene mit Besitz und Ökonomie zu tun.
- Der Komplex der Sexualorgane und -hormone (der »Liebreiz des Beckens«) bezieht sich auf unser Verhältnis zu unserer Weiblichkeit im engeren Sinn: Fortpflanzung, Erotik und »Schönheit« – und auf die gesellschaftlichen und historischen Formationen, durch die dieses Verhältnis geprägt ist.

- Der Komplex der Nahrungsumwandlung (die »Kraft der Verdauung«) beinhaltet seelische Komponenten wie Minderwertigkeitsgefühle, Stolz, Konkurrenz, Macht oder auch Selbstwert, Kooperation und Integration sowie soziale Problematiken wie Hierarchie und historisch entstandene Machtstrukturen.
- Der Komplex des Brustraumes (die »Weite des Herzens«) umfaßt seelische Haltungen wie Liebe, Rache, Vorwurf, Verzeihung und im sozialen und historischen Bereich die Verdrängung der Gefühle in der Öffentlichkeit.
- Der Komplex des Kehlkopfes (das »Zentrum des Klanges«) hat mit Freiheit, Selbstbestimmung, Gefühlsausdruck oder mit Knebelung und erzwungenem Schweigen zu tun, was sich gesellschaftlich in den Zwängen von hierarchischen und totalitären Gesellschaften oder auch in den Paradoxien der Demokratie äußert.
- Der Komplex von Stirn und Gehirn (das »innere Auge«) beschreibt Fähigkeiten des Bewußtseins wie Glauben und Phantasieren, Denken und Forschen und verweist im sozialen Kontext auf die Geschichte und die Qualität von Religionen oder Wissenschaft.

»Na klar«, werden diejenigen unter Ihnen sagen, die mit esoterischen Wassern gewaschen sind, »das sind die Chakren.« Aber ich möchte es gar nicht so benennen, sondern vielmehr von der organischen Funktion dieser Zonen ausgehen. All diese Zonen im Atlas des Körpers enthalten also immer auch Dimensionen individuellen und sozialen Erlebens. Und das gibt uns reichlichen Stoff zu beobachten und zu denken! Wie wirken diese Komplexe aufeinander ein, wie sind sie miteinander integriert, gibt es Verwechslungen, Überlagerungen, Unterordnungen, Ungleichgewichte? Gibt es »weibliches Denken«, oder anders gefragt: Wirken die Sexualorgane auf kognitive Prozesse ein? Was hat Privatbesitz mit Frauen zu tun ... historisch und aktuell? In welcher Tonlage müssen wir sprechen, wenn wir mitbestimmen wollen? Ist Macht männlich, und warum sind Frauen zusammen nicht immer stark? Wenn wir diese Fragen beantworten können, dann wissen wir, woran eine Person ... oder die Gesellschaft krankt.

Heilungen sind allgegenwärtig – vom Körper durch die Seele in die Gesellschaft

Bauchtanzbewegungen sind eine Form der Körperheilung: ekstatisches Zittern, lebhafte Akzente, ausladende Kreise und geschmeidige Wellenbewegungen bringen Lust und Leben in energetisch verstockte, blockierte, zerschlissene, ausgedünnte Körperzonen, damit die Fülle des Erlebens auf allen Ebenen wiederhergestellt wird. Vom Beckenboden bis zum Scheitel: Bauchtanzbewegungen bringen Bewußtsein in jede der oben genannten Körperzonen. Die lustvolle Beherrschung der Vaginalmuskulatur, das lebhaft bewegte Becken, die Kontraktionen der Bauchmuskulatur, die stolze Haltung, der von Gefühlen erfüllte Brustraum, die ausdrucksvollen Arme, die bewegliche Halswirbelsäule, das Lächeln, das aus einem glücklichen Becken kommt, der magische Blick, alles das gehört zum Bauchtanz.

Weiblichkeit ist also nicht nur im Becken beheimatet, sondern in jeder Zelle des Körpers. Und in jeder Körperzelle ist auch das Psychische und das Soziale enthalten.

Natürlich gab es schon lange, bevor wir geboren wurden, deformierte Gesellschaftsstrukturen mit Unverständnis und Entfremdung zwischen Männern und Frauen. Alle Mißverständnisse und Kurzsichtigkeiten, die wir als individuelle Personen mit uns herumtragen, sind immer auch gesell-

schaftlich bedingt. Als Einzelpersonen sind wir nur winzige
Glieder in einer Kette von Ereignissen. Deshalb wird es
nicht gleich ungeheuerliche Folgen zeitigen, wenn Sie Ihre
somato-psycho-sozialen Energien ins Fließen bringen. Und
die Anzahl der Frauen, die von ihren Ehemännern geschlagen werden, wird deswegen nicht rapide abnehmen; der
Sexkommerz wird sich auch nicht gleich europaweit in *wah-
re* Wollust verwandeln; Ihre täglichen Arbeitsstunden werden nicht sofort verkürzt . . . Und dennoch tragen Sie dazu
bei, daß sich eine neue Abenteuerlust verbreitet.

Wenn wir Bauchtanzbewegungen üben, erkennen wir alle
möglichen Blockaden. Da, wo sanfte Wellen plötzlich zu
stottern beginnen, wo Kreise eckig oder gar trapezförmig
geraten, wo die Symmetrie so richtig hinkt, da haben Sie
einen körpereigenen Damm, an dem sich der Energiefluß
staut. Sie probieren's noch mal, Sie flüstern sich zu:
»Lllllocker!« Die Härten und Hindernisse schleifen sich ab,
und plötzlich fließt es! Es fließt . . . Und ich wette mit
Ihnen, daß sich genau in diesem Augenblick auch irgendwo in der Außenwelt eine Stockung gelöst hat. Vielleicht
war es eine kleine harte Schulterverspannung, die sich in
Ihrem Körper löste – und im selben Augenblick kommt in
Neufundland jemand auf die Idee, eine drückende Verantwortung abzuwerfen, und plötzlich geht in Neufundland alles wie von selbst.

Sie haben einen kosmischen Körper! Glauben Sie also
bloß nicht, daß es keine Folgen hätte, was Sie da heimlich, still und leise für ihre eigene Geschmeidigkeit tun!

Natürlich werden Sie in diesem Prozeß auch bemerken,
wo und wie die Entfaltung Ihrer Fähigkeiten behindert
wurde, und es weht Ihnen eine Ahnung entgegen, wie
unsere Gesellschaft sich verändern würde, käme Weiblichkeit zu ihrer vollen Entfaltung.

Frauen und Männer: transformative Beziehungen statt Moral, Abwehr und Anklagen

Und die Männer? Wer von Weiblichkeit spricht, muß auch von Männlichkeit reden. Sind Frauen arme Opfer historisch-struktureller Männermacht? Liegt die Zukunft in der unbeugsamen Durchsetzung weiblicher Rechte gegen männliches Beharrungsvermögen? So linear kann ich es nicht sehen! Vielmehr sind die Beziehungen verwirrt. Entwirren wir sie!

Natürlich grummeln, murren, granteln wir, was das Zeug hält: »Jetzt reicht's aber, ich will mit Männern nichts mehr zu tun haben, die wollen doch alle nur ..., die sind doch alle nur ..., die verstehen doch alle gar nicht, daß ...« Und die Männer machen's auch nicht anders: »Was will das Weib?« fragt der Psychologe. Und das klingt noch dezent. In den Kneipen dagegen trieft die Häme aus den Männerwitzen. Wirklich, wir überhäufen uns gegenseitig mit Negativbildern, zielen mit Gummischleudern auf empfindliche Weichteile, gießen Tinte über die Häupter unserer Geschlechtsgegner, werfen Stinkbomben und stehlen uns mit diebischem Grinsen davon!

Und dabei basiert das alles oft nur auf Mißverständnissen, Verwechslungen von Ebenen der Kommunikation, nicht hinterfragten Gewohnheiten – ganz ohne bösen Willen. Wir unterliegen alle, Männer wie Frauen, einem jahrtausendealten Deformationsprozeß, in dem Schichten auf Schichten der Bewußtlosigkeit getürmt wurden. Was wir brauchen, ist eine Archäologie des Bewußtseins, erst dann können wir manches wirklich verstehen – und ins Museum stellen. »Schaut her, Kinder, mit solchen Problemen haben wir uns damals noch befassen müssen!« werden wir dereinst hoffentlich sagen können.

Ich glaube, daß verbale und pauschale Appelle wie »Liebe deine Feinde!« oder »Sei positiv!« auf wackeligen Beinen stehen. Die Behauptung des Eigenraumes bis zur Beißgrenze ist kein Laster. Sie brauchen nicht »besser« zu sein, als Sie sind. Wehren Sie sich! Wehren Sie sich wie eine Tigerin gegen männliche Übergriffe. Für den Angreifer ist es ein Fest. Endlich kann er Sie achten! Endlich hat er kein hilfloses Opfer mehr vor sich, sondern einen gleichwertigen Gegner. Lieber einen Zornausbruch als Gallensteine, denn den kann er noch verstehen, die Gallensteine aber versteht nicht einmal Ihr Arzt.

Alles, was Frauen für sich tun (wirklich für sich!), das kommt auch Männern zugute. Das Wohl der einen hängt vom Wohl der anderen ab. Und Sie tun einem Mann keinen Gefallen, wenn Sie ihn immer nur »lieben«, sich gleichzeitig aber von ihm verletzen lassen und ihn dann mit zentnerschweren Schuldgefühlen und Vorwürfen beladen. Da flüchtet er schweigend, und Sie sind ihn los, Ihre Verletzung dagegen bleibt und wird zum Thema Ihrer nächsten Beziehung.

Die Frauenbewegung der letzten Jahrzehnte machte Männer notorisch zu Angeklagten. Der Mann war der Bösewicht, ganz prinzipiell, die Frau das Opfer, da gab's kein Pardon! Aber das waren pauschale Anklagen, und so funktioniert keine angenehme Kommunikation. Das muß überwunden werden. Die Anklagen überhaupt, und die pauschalen erst recht.

Danke schön!

Wirklich! Ich freue mich, dieses Buch schreiben zu dürfen. Es ist eine Chance, mich selbst zu reflektieren und zu transformieren. Ich werde Dinge durchdenken, von denen ich zuvor noch nicht einmal geträumt habe, und Erfahrungen nachholen, die ich – auf der Flucht vor mir selbst –

hartnäckig versäumt habe. Im Schreiben werden dunkle Decken weggezogen, Entfremdungen vom Ureigensten rückgängig gemacht. Worte zu formulieren heißt Neuland zu betreten, weiße Stellen auf der Landkarte des Bewußt- seins zu begehen. Und am Ende dieses Buches wird meine (Innen- und Außen-)Weltsicht anders sein als jetzt! Und hoffentlich auch die Ihre.

Aber eines muß klar sein: Es geht hier nicht um Perfek- tion oder Verbesserung. Wir sind schon gut! Wirklich! Und wenn ich hin und wieder kleine Testfragen an Sie richte, dann nur, um Ihnen das Vergnügen zu gönnen, sich im Spiegel zu betrachten. Es werden keine Schulnoten erteilt!

Ich bin auch keine Ratgeberin, die mit Glücksverspre- chungen um sich wirft, etwa nach dem Schema: »Folgt meiner Methode, und alle eure Probleme lösen sich!« Nein, es geht um den Genuß, ums Abenteuer, und erst mal sollen Sie Spaß haben beim Lesen!

ZWEITER TEIL

Regionen der Erfahrung im Atlas des Körpers

ERSTES KAPITEL

Erde und Kompost:
Materielle Sicherheit und Loslassen

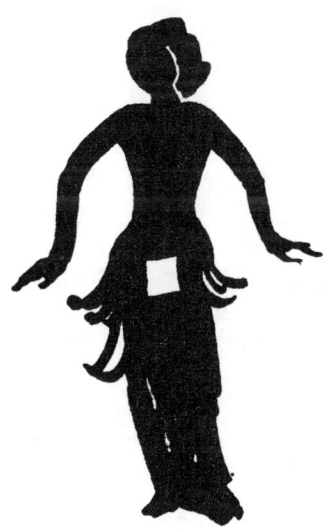

Die Pforten des Beckenbodens

Lalalalassen Sie lololololocker ... lalalalassen Sie lololos!

LLLLLLLLLLLassen Sie das L auf der Zunge zergehen und richten Sie Ihre Wahrnehmung auf Ihren Körper.

Wo sitzt der Krampf? Was halten Sie fest? Die Muskeln der Unterarme vielleicht? Damit die Energie bloß nicht bei den Händen entwischt, schließlich haben Sie die Realität im Griff ... vielleicht ein bißchen zu fest. Oder die Lendenmuskeln? Wohlverhalten, durchgedrücktes Rückgrat, jawohl, Herr Oberst, Direktor, Vorsteher? Oder die

Schultermuskeln? Welch hehre Verantwortung auf Ihnen
lastet ... und lastet und lastet und lastet.

Ihr innerer Blick wandert zu diesen Krampfklößen ...
und Sie lalalalassen lolololos. Ein kleiner Seufzer mag
dabei entweichen ... und jetzt erinnern Sie sich dunkel,
daß Loslassen Lust bereitet. Als Baby haben Sie lustvoll
losgelassen ... lange bevor Sie das Zusammenkneifen gelernt haben. Dann irgendwann ging die Lust der Ausscheidung verloren. Denn die Mama erklärte Ihnen: »Das ist
Pfui.« Und Sie haben Kontrolle und Festhalten gelernt.

Entspannen Sie den Schließmuskel und kontrahieren
Sie ihn wieder und lassen Sie die Energie der Kontraktion
mit dem Einatmen im Körper aufsteigen. Wie fühlen Sie
sich dabei? Entspannen Sie den Vaginalmuskel, kontrahieren Sie ihn und lassen Sie die Energie der Kontraktion
mit dem Einatmen im Körper aufsteigen. Wie fühlen Sie
sich dabei? Lockern und kontrahieren Sie rhythmisch den
ganzen Beckenbodenbereich mehrere Male.

Wie aber halten Sie's mit dem Besitz?

Denken Sie mal nach: Haben Sie hin und wieder Anfälle
von Existenzangst, etwa wenn Sie an Scheidung denken
oder aus Ihrem Job aussteigen wollen, sich aber vor der
Unsicherheit fürchten? Haben Sie Sex und Schönheit für
materielle Sicherheit verkauft? Lassen Sie sich ausbeuten
oder krummbiegen, nur um Ihren Gelderwerb zu sichern?
Ärgern Sie sich manchmal über Leute, die Ihrer Meinung
nach den Sozialstaat ausbeuten? Fühlen Sie Aggressio-
nen, wenn jemand in Ihrer Nähe offensichtlich eine ruhige
Kugel schiebt? Sind Sie argwöhnisch auf der Hut, um
bloß nicht bestohlen oder ausgebeutet zu werden, so sehr,
daß sich Ihre Hände schon bei dem Gedanken verkrampfen, jemandem etwas schenken zu müssen oder Geld zu

spenden? Haben Sie Angst, von Männern ausgebeutet zu werden? Oder ist umgekehrt *Ihr* erster Blick, wenn Sie einen Mann kennenlernen, der auf den Geldbeutel? Sind Sie süchtig nach Konsum, Essen oder Liebe, um sich über eine Unsicherheit hinwegzutäuschen? Erinnern Sie sich an Fälle, wo Sie jemanden für Ihre Zwecke benützt haben, ohne an seine oder ihre Bedürfnisse zu denken!

Wen halten Sie besonders fest? Klammern Sie sich verzweifelt an Kinder, Eltern oder Liebhaber? Welcher Verlust wurde Sie besonders schmerzen? Fühlen Sie eine innere Leere, weil jemand aus Ihrem Leben verschwunden ist? Leiden Sie an Verstopfung? Essen Sie mehr, als Ihnen guttut, um Ihre innere Leere zu betäuben? Halten Sie an Dingen oder Menschen fest, die Sie eigentlich gar nicht lieben, genießen und achten können?

Loslassen ist Freiheit

Wenn das aufgeschlagene Buch jetzt vor Ihnen liegt, Ihr Blick versonnen durch die Fensterscheiben dringt und über das ferne Panorama wandert, dürfen Sie sich einmal überlegen, was Sie loslassen könnten oder loswerden möchten. Lustvoll! Was ist Ihnen zuviel, was erzeugt Festhaltekrämpfe in Ihrer Psyche, in Ihrem Körper? Überlegen Sie einmal, wie viele von den Waren, die Ihnen Tag für Tag aus den Vitrinen der Kaufhäuser aufreizend zulächeln, Sie *nicht* brauchen. Zählen Sie auf! Alles mögliche hübsch Geformte, Gefärbte, Synthetisch-Gefällige, Speziell-für-Sie-Hergestellte, Speziell-für-Sie-Verbilligte, das mittels Ihres Geldbeutels schnellstens aus dem Schaufenster in Ihre Wohnung befördert werden soll.

Defilieren Sie mit dem Lächeln der Siegerin an den Auslagen vorbei. Was Sie gewinnen, ist Zeit: Zeit, das zu pflegen, was Sie schon haben, Zeit, das zu genießen, was

Ihnen geschenkt wird … der unverhoffte Blick auf ein neues Gesicht, eine süße Erinnerung, ein wohliges Körpergefühl, ein geistreiches Tête-à-tête im Café an der Ecke …, und Sie fühlen sich reich!

Wir nehmen uns oft ein Programm vor: Das muß geschehen, und das muß ich tun, und das bin ich mir schuldig … Sie nehmen sich vor, eine »längst fällige« Einladung nun »endlich doch« auszuschicken, das gehört schließlich dazu. Sie rennen zum Supermarkt und zurück, kochen, braten, backen Berge von Eßbarem …, und tatsächlich amüsieren sich die Gäste köstlich miteinander, aber das Essen bleibt stehen, ein paar Flaschen Rotwein und Gebäck hätten genügt.

Wir haben so viele Vorstellungen, was wir tun müssen, »um zu …«. Und jeden Tag kommt noch was dazu, bis der Kopf schon Beulen bekommt vor lauter Festhaltekrämpfen. Da gibt's nur eines: loslassen!

In meiner Schulzeit habe ich immer gleich am frühen Nachmittag entschieden, welche Hausaufgaben ich *nicht* machen werde. Und plötzlich hatte ich Zeit und war so entspannt – und glauben Sie mir: Meine Schulleistungen haben nicht darunter gelitten. Im Gegenteil: Weil ich mich im Nichtstun übte, träumte und das Gras im Garten wachsen hörte, gelang mir alles wie im Spiel.

Sie werden sich wundern zu erfahren, was Sie sich alles »schenken« können, und plötzlich wird der Augenblick, in dem Sie leben, groß. Die Perspektive auf die nächsten Jahre ist nicht mehr eingezwängt zwischen Schachteln, Terminen und Kaufhausdrehtüren. Die Zukunft gewinnt Flügel.

In einer Zen-Geschichte wird einem einsamen Mönch eine wertvolle Statue geraubt. Der Räuber kehrt zurück und nimmt eine schöne Decke mit, und beim dritten

Besuch entreißt er dem Mönch seine Jacke. Da sitzt der Zen-Mönch bei Vollmond leicht fröstelnd in seiner Hütte, blickt zum Himmel auf und sagt: »Den Mond hat er mir aber nicht wegnehmen können!«

Loslassen ist Freiheit.

Ich verbrachte einmal kurze Zeit in einer Landkommune, deren Führer autoritäre Guru-Ansprüche stellte, denen ich natürlich nicht gehorchen wollte. Er spürte meinen Widerstand und versuchte mich zu »knacken«. Ich war ihm ausgeliefert. Ich hatte keine andere Bleibe und nur sehr wenig Geld. Trotzdem beschloß ich wegzugehen. Und nun wurde gerade mein Lieblingsessen aufgetischt. Es duftete verführerisch. Alles lud zum Bleiben ein …, und der Herr der Szene, umgeben von seinen gehorsamen Sklaven, setzte zur endgültigen Attacke an. Ich lächelte, nahm meine Sachen und ging. Der Duft des Essens wurde abgelöst von der Feuchtigkeit des frisch gefallenen Schnees in der Luft. Wie ich es genoß, diese frische Luft einzuatmen! Ich fuhr per Autostopp zur nächsten Stadt, und zwei Stunden später hatte ich – durch Zufall – eine neue Bleibe, wo ich mich wohl fühlte.

Kann Liebe loslassen?

Wirklich schwierig wird das Loslassen, wenn es um Gefühle geht: Traurigkeit und Tränen begleiten Trennungen. Eine meiner Freundinnen war nur noch ein heulendes Elend, als ihr Geliebter sie wegen einer anderen Frau verlassen hatte. »Sie können eben noch nicht loslassen …«, erklärte ihr eine Psychologin. Eine andere sagte: »Also, wenn Sie ihn lieben, würde ich ihn doch nicht so einfach loslassen. Da würd ich kämpfen!« Loslassen oder festhalten? Das ist hier die Frage. Ist Loslassen eine spirituelle Tugend auf dem Weg zur Perfektion, oder ist es ein

frommer Selbstbetrug oder vielleicht einfach Revierschwä-
che und Feigheit vor dem Feind? Schließlich hängen wir
ja noch an ihm, wir fühlen den Schmerz der Trennung, wir
tragen sein Bild in uns, wir brauchen ihn doch! Sollen wir
als bedürfnislose Geistwesen, als Engel auf Erden wan-
deln?

Als ich einmal in einem arabischen Land weilte, brach der
Liebeskummer mit voller Kraft über mich herein, schluch-
zend und schniefend suchte ich bei meinen Freundinnen
Zuflucht. Safah stellte mir gleich ihr Ehebett zur Verfügung. Dort konnte ich erst mal weiterheulen. Und dann
stellten die beiden Frauen die Musik an. Wilde Trommel-
wirbel, die Melodie lief Amok, wie elektrisiert sprang ich
auf. »Ja, tanzen! Komm, Eluan, wir tanzen zusammen!«
Ihre schwarzen Augen leuchteten, ihre Hüften gingen auf
und nieder, ich begann mich zu wiegen, zu vibrieren ...
der Rhythmus hatte mich wieder. Eine halbe Stunde später sanken wir außer Atem in die Sessel ... mein Geist
war leer, die trüben Erinnerungen waren wie weggebla-
sen.

Eltern halten Kinder fest im Griff, Kinder klammern sich
an Eltern, Frauen binden Männer fest an sich, Männer
überwachen Frauen eifersüchtig. Man leidet unter dem
Zusammensein, aber man wagt es nicht, getrennt zu leben. Zu bedrückend ist die Angst vor dem Verlust, vor
dem Alleinsein. Es ist, als würde mit dem Partner auch ein
Stück von uns selbst gehen.
   Oft sind es Illusionen und falsche Verheißungen, die
uns noch binden: Man hatte mir das Paradies versprochen, aber dann war's doch nur ein Bahnhofslokal. Und
heimlich warte ich noch immer auf das Paradies.
   Aber Partner werden oftmals auch direkt benützt: als

unbezahlte Arbeiterinnen beziehungsweise Arbeiter, als bequeme Sexobjekte, als Prestigeobjekte, als Liebesobjekte (auch das gibt's), oder es sind Projektionen, die uns aneinanderfesseln: Vielleicht ahne ich in diesem rücksichtslosen Menschen meine eigene latente Rücksichtslosigkeit und kann sie nun trefflich an ihm kritisieren, ohne daß auf mich selbst der Schatten eines Verdachtes fällt. Und wenn ich diesen Menschen verliere, fehlt mir plötzlich die Projektionswand, mein Bild fällt auf mich selbst zurück, ich muß Ungeliebtes, Gefürchtetes in mein schmeichelhaftes Selbstbild integrieren. Hilfe! Das ist schrecklich! Das darf nicht sein! Und ich halte ihn fest. Er ist mein Sündenbock. Auch positive Eigenschaften werden projiziert. Anstatt selbst zu singen, die eigene Stimme zu pflegen, verliebt man sich in einen Sänger und hält ihn fest. Aber der oder die Besessene will weg, fühlt sich beengt, kämpft gegen die Fesseln an: »Ich bin kein Schauspieler in deinem Stück!«, »Ich hab dir keinen Rosengarten versprochen!«, »Du nimmst mir die Luft zum Atmen!«, »Laß mich doch endlich los!« . . .

Lockerung und Kontraktion – der Atem des Kosmos

LLLLLalalalassen Sie lolololos!

Lassen Sie Ihren Schließmuskel los! Erlauben Sie dem Körper auszuscheiden. Ist das Loslassen des Schließmuskels nicht lustvoll?! Nur wenn Muskeln sich lockern, können wir dieses wohlig-flaumig-gold-rosa-lustvolle Körper-Innengefühl empfinden. Nur dann sind die Nervenzellen, die den ganzen Körper durchziehen, rosig durchblutet und durch und durch lebendig. Lassen Sie auch die Vaginalmuskeln los. Bewußt und lächelnd. Wo immer Sie sitzen, stehen oder liegen . . . im Bett und im Bus, allein und mit anderen . . . Denn nur das Loslassen ermöglicht auch das

Zusammenziehen. Ziehen Sie die Analmuskeln zusammen und atmen Sie dabei ein, und Sie können dabei himmlische Lust verspüren (wenn Sie auch im restlichen Körper einigermaßen locker sind). Lassen Sie die Energie der Kontraktion in Ihrem Körper nach oben wandern wie eine goldene Fontäne, die in Ihrem Kopf Glückseligkeit verbreitet. Tun Sie dasselbe auch mit dem Kranz der Vaginalmuskeln, auch von hier strömt eine Fontäne der Energie bis zur Fontanelle – wenn Sie es zulassen. Ägyptische Bauchtänzerinnen arbeiten – im Gegensatz zu Europäerinnen oder Amerikanerinnen – oft mit dieser unsichtbaren und dennoch suggestiven Kraft des Beckenbodens. Dabei erzeugen sie während des Tanzes eine innere erotische Begeisterung, die in ekstatischem Leuchten nach außen scheint.

Mit der willentlichen Kontraktion der Vaginalmuskeln können Sie aber auch den Phallus Ihres Liebespartners lustvoll festhalten. Der Festgehaltene spürt die Lust ebenso wie die Festhaltende. Dieser Besitz ist wechselseitig. Ein lustvoller Besitz ohne Angst vor Verlust.

Nur wenn Sie loslassen, können Sie auch zusammenziehen. Und das gilt für jeden einzelnen Muskel in Ihrem Körper sowie für jede Gefühls- und Gedankenform in Ihrem Bewußtsein. Das Herz pocht und pulsiert in Kontraktion und Ausweitung. Auch die Ausscheidung hat mit Kontraktion und Loslassen zu tun: Wenn Sie (unbewußt) die Lungen zusammenziehen, strömt die Luft durch den locker geöffneten Mund nach draußen. Wenn Sie die Darmmuskulatur anspannen und gleichzeitig den Schließmuskel loslassen, befreien Sie sich von dunklen Schlakken, die sich dann in Kompost verwandeln. Wenn Sie die Blase kontrahieren und dabei den Blasenausgang lockerlassen, entledigen Sie sich des verbrauchten Wassers in Ihrem Körper. Bei der Geburt eines Kindes arbeitet die

Bauchmuskulatur in Wellen der Kontraktion, um das Kind herauszupressen, während sich Muttermund und Vagina weiten und lockern. Ähnliches geschieht auch bei der Menstruation – und bei unseren Brüdern und Freunden bei der Ejakulation.

Wenn dieses subtile Zusammenspiel von Kontraktion und Loslassen nicht funktioniert, kommt es zu Asthma (wenn nur eingeatmet und »möglichst« nicht ausgeatmet wird), zu Verstopfung oder Durchfall, zu mühseligen Geburten und schmerzhaften Monatsblutungen.

Es lohnt sich also durchaus, dieses Prinzip intensiv zu erfahren und zu studieren, und hier ist der Bauchtanz für uns äußerst wertvoll. Denn die Kontraktion und das Loslassen sind auch die Grundprinzipien dieser Bewegungsform und erzeugen schlangenhafte Geschmeidigkeit in Hüfte, Taille, Brustkorb, Hals und Armen.

Erfahrung des Mangels, Gedanken des Mißtrauens

Weshalb haben wir aber oft Angst vor dem Loslassen? Warum klammern wir uns so sehr an unser Geld, unseren Lebensstandard, unsere Beziehungen, unsere Vorstellungen?

Weil wir Hunger erlebt haben. Weil wir als Säuglinge manchmal längere Zeit auf das Stillen oder die Flasche warten mußten, weil wir Unsicherheit oder Widerstreben der stillenden Mutter erlebt haben, weil unser paradiesisches Urvertrauen mit einer Realität konfrontiert wurde, die durchaus nicht paradiesisch war. Der Körper, an den wir uns so gerne schmiegten, entzog sich, wir waren allein in der Nacht, und wir begannen uns abgelehnt zu fühlen am Tag. Wir spürten materielle Sorgen unserer Eltern und ahnten: Überleben ist nicht selbstverständlich. Es gibt Not und Mangel, Hunger und Durst. Manches, was wir liebten, wurde uns genommen. Spielzeug, Freunde, Zärtlichkeit ...

Und wir speicherten diese Erfahrungen und begannen darüber nachzudenken. Der angstvolle *Gedanke* der Unsicherheit verdrängte das vertrauensvolle *Gefühl* der Sicherheit. Wir lernten, daß man nicht alles einfach so bekommt. Man muß dafür etwas tun: *Wege zurücklegen, Gehorsam üben, Kraft einsetzen.* Das Pulsieren der Nahrungsflüssigkeit in der Nabelschnur, das Saugen an der Mutterbrust, das genügte nun nicht mehr.

Und plötzlich der Schreckgedanke: Was wäre, wenn ...? Was wäre, wenn mein Gehalt nächsten Monat nicht eintrifft? Und sicherheitshalber halte ich das Geld zurück. Was wäre, wenn ein Einbrecher in meine Wohnung eindringen würde? Und sicherheitshalber bringe ich doppelte Schlösser an. Was wäre, wenn diese hübsche Frau meinen Mann verführen wurde? Und sicherheitshalber verhindere ich ein Kennenlernen. Was wäre, wenn ...?

So haben wir uns viele Sicherheiten geschaffen, und das Wanken dieser Sicherheiten bestürzt uns. Aber sie engen uns ein. Denn sie sind aus Gedanken der Angst gekommen. Geldpolster auf dem Sparkonto, Sachwerte, Grundstücke sollen uns vor Mangel schützen. Deshalb bringen wir Zäune an ... Aber das lateinische Wort »privare«, von dem »Privat«besitz kommt, heißt eigentlich »berauben«! Man beraubt die Allgemeinheit, wenn man nicht lockerläßt, wenn man nicht pulsieren läßt ... So dachten unsere freieren Vorfahren.

»Privatbesitz«! Vorbei sind die Zeiten, in denen dieses Wort hitzige Diskussionen entfachte, als sich Verfechter des Kapitalismus und des Sozialismus darüber in die Haare gerieten. Erbittert verteidigten die einen ihr Recht auf eine eigene Zahnbürste und weigerten sich kategorisch, sie mit irgendeinem Habenichts zu teilen (»Uns wurde

auch nichts geschenkt!«), während die anderen im Privateigentum die Personifikation des Bösen überhaupt wähnten (»Egoismus als Wirtschaftsprinzip!«) und sich von der
Abschaffung desselben paradiesische Zustände erhofften.
Wie ist die Geschichte des Besitzens verlaufen, und welches Schicksal hatten darin die Frauen?

Das Paradies der Sammlerinnen und Feldbauerinnen
– Vertrauen in Mutter Natur

Stellen Sie sich vor, Sie haben weder ein Auto, um die
Kinder zum Kindergarten und Einkaufskisten vom Supermarkt nach Hause zu transportieren, noch irgendein anderes Transportmittel. Sie haben keine Stadtwohnung,
kein Ferienhaus, überhaupt kein festes Dach über dem
Kopf, kein Bett, keine Küche, keinen Kühlschrank. Sie
haben nichts als das, was Sie tragen können – und Sie
sind glücklich. Denn die ganze Natur ist immer für Sie da,
um Sie zu ernähren. Alles wird Ihnen geschenkt.
   So haben Menschen seit Hunderttausenden von Jahren
gelebt, und so leben manche Stämme noch immer, zum
Beispiel die Pygmäen in Zentralafrika oder die Buschleute
in der Kalahari: als Sammlerinnen und Jäger. Forscher
haben errechnet, daß solche Wanderstämme nur einen
Bruchteil der Arbeit tun, die wir tagtäglich verrichten müssen. Und die Frauen als Sammlerinnen tragen meistens
viel mehr zum Überleben bei als die Männer als Jäger. Die
Jagd ist ungewiß, aber Früchte, Knollen, Wurzeln, Stau-
den, Kleintiere, Fische und so weiter sind reichlich vorhanden. So entsteht eine tiefe Verbundenheit mit der Natur.
Sie ist wirklich die »Mutter«, die die Menschen ernährt.
Vielleicht Millionen von Jahren lang waren unsere Vorfahren nomadische »Wildbeuter«. Erst vor etwa 10 000 Jahren wurden Getreiderispen, Hülsenfrüchte und Gemüse

angebaut. Die Nahrungsmittelproduktion stieg an, Vorräte wurden angelegt, die Menschen wurden seßhaft, vermehrten sich, und rund um das Mittelmeer entstanden Ackerbaukulturen, in denen Frauen das Sagen hatten. Sie verwandelten ja gewissermaßen den Reichtum der Mutter Natur, der »Fruchtbarkeitsgöttin«, sie säten, bearbeiteten den Boden, pflegten und ernteten die Feldfrüchte. In diesen Dorfkulturen, die sich über Jahrtausende fortpflanzten, gab es kein Privateigentum an Grund und Boden.

Die Felder wurden gemeinsam bewirtschaftet. Noch im Mittelalter kämpften die Bauern zäh gegen die Feudalherren um die »Allmende«, den gemeinsamen Dorfacker, und in einem russischen Roman der Jahrhundertwende empören sich die Bauern, als ein zaristischer Bodenvermesser aufs Dorf kommt und die Felder vermessen will: »Wie kann man denn die Erde zerschneiden! Ist sie denn ein Stück Leinwand?«

Privatbesitz macht Frauen heimatlos –
Viehzuchtnomaden und Feudalherren

Für die Viehzuchtnomaden aus den mittelasiatischen Steppen (und dazu gehörten auch unsere Vorfahren, die Indogermanen) dagegen war jedes »Stück« Vieh ein Besitzobjekt. »Pecunia«, das lateinische Wort für Geld, kommt von »pecus«, »Vieh«. Je größer die Herden waren, um so mächtiger war der Häuptling. Im Laufe von Jahrtausenden überfielen diese Nomadenstämme immer wieder die sanfteren Dorfkulturen. Und das Resultat dieses Prozesses war die Entstehung von mächtigen militärischen Dynastien und Priesterherrschaften, in denen die Felder nur durch Sklaven, »Leibeigene«, bewirtschaftet wurden. Anstatt zur Fruchtbarkeitsgöttin zu beten, wurde die Peitsche geschwungen, die Überschüsse eigneten sich die Mächtigen an, um Soldaten, Beamte oder Bauarbeiter zu ernähren. Die Erde – »terra« – wurde zum »Territorium«, das man sich gewaltsam aneignen oder käuflich erwerben konnte.

Auch technologische Neuerungen wie das Pflügen mit Rindern als Zugtieren, das von Männern vollzogen wurde, verdrängten die Frauen zunehmend von den Feldern. Die Symbolik ist heute noch deutlich: Vor kurzem sah ich einen riesigen Mähdrescher mit dem Markennamen »Dominator« (Beherrscher), und der »Mutterboden« wird durch Mineraldünger ersetzt ... und beschädigt.

Viele Hexenprozesse des ausgehenden Mittelalters waren in Wirklichkeit Enteignungsverfahren, denn der Landbesitz einer als Hexe verbrannten Frau fiel dem Staat beziehungsweise der Kirche zu. Auf der ganzen Welt besitzen Frauen heute nur ein knappes Prozent des Ackerlandes. Bodenbesitz ist männlich.

Mit der Durchsetzung des Privateigentums sind Frauen *heimatlos* geworden, abhängig von der Gunst des Mannes, dem sie in die Ehe gegeben wurden. Ja, Frauen wurden selbst zum Besitzobjekt, sie wurden geraubt, gekauft, in Frauengemächern eingesperrt und eifersüchtig gehütet. In manchen Ländern ist es noch heute verpönt, als Frau allein in der Öffentlichkeit aufzutreten, allein im Restaurant zu sitzen oder nachts spazierenzugehen und die Sterne zu grüßen. Chinesinnen wurden die Füße verkrüppelt, weit konnten sie damit nicht gehen. Und wenn ich heute Frauen mit hochhackigen Schuhen, verkrümmten Zehen, durchgedrücktem Rückgrat und verspannten Wadenmuskeln übers Pflaster staksen sehe, frage ich mich manchmal, was daran sexy sein soll. Es wurde uns gewissermaßen der Boden unter den Füßen weggezogen.

Die Stillung des Hungers nach Geld durch Konsum

Als dann die industrielle Revolution erfolgte und der Kapitalismus sich entwickelte, schien sich das Blatt zu wenden. Denn nun wurden Freiheit und Gleichheit ausgerufen. Alle – Frauen und Männer – konnten nun auf dem Arbeitsmarkt ihr Glück versuchen und durch ihre Arbeit Geld verdienen. Als billige, unqualifizierte Arbeitskräfte waren Frauen durchaus erwünscht, aber auch in höherqualifizierten Berufen erkämpften sie sich die Teilnahme am Wirtschaftsprozeß.

Und dennoch ist die versprochene Gleichheit keineswegs realisiert. Noch immer kommt es vor, daß finanzielle Ansprüche von Frauen als egoistisch betrachtet werden, daß Frauen bei Erbschaften benachteiligt werden, daß sie geringere Gehälter für gleiche Arbeit beziehen, daß sie wegen schwangerschafts- und familienbedingten Arbeitsausfalls geringere Pensionen beziehen. Auch die finanzielle Kompetenz von Frauen hinkt noch immer hinter der der Männer her: »Ich hab mit meiner Arbeit das Geschäft aufgebaut. Aber gehören tut's meinem Mann. Damals hab ich auf so was ja nicht geachtet!« erzählte mir eine Restaurant-Nichtbesitzerin, die ich für die Besitzerin gehalten hatte.

»Was Feminismus ist, wußte ich nicht. Aber als ich in meiner Firma in die Abteilung Lohnbuchhaltung kam, merkte ich, daß es zwei Arten von Lohnzetteln gab. Männliche und weibliche. Die Männer verdienten durchwegs mehr als die Frauen. Seit dieser Zeit habe ich mich gewerkschaftlich für Frauen eingesetzt«, erklärte eine österreichische Gewerkschaftsführerin einer Interviewerin.

Inzwischen gibt es streitbare Anwältinnen, die Fälle von gesetzeswidriger Ungleichheit aufrollen, auch wurden die Scheidungsgesetze frauenfreundlicher gestaltet, kurzum:

Frauen gewöhnen sich daran, selbst über Geld zu verfügen.

Trotzdem wird die meiste unbezahlte Arbeit noch immer von Frauen verrichtet – all jene kleinen, unauffälligen Handgriffe, die man nicht sieht, die man nicht delegieren möchte (»Bis ich ihm das erkläre, habe ich es schon selbst getan!«). Auch wenn Frauen berufstätig sind, fühlen sie sich für den Haushalt verantwortlich. (Und Männer halten sich ja bekanntlich weitgehend aus Kindererziehung und Haushalt raus.) In derselben fürsorglichen Weise identifizieren sich viele Frauen mit ihrer Firma und kümmern sich wie eine Vogelmutter – gratis und liebend – um alle möglichen lästigen Kleinarbeiten, die getan werden müssen, damit »das Werkl läuft«.

Frauen sind es gewohnt, zu geben, zu nähren, Bedürfnisse unmittelbar zu stillen, Kinder zu füttern, Kleidung instand zu halten und so weiter, ohne nach Zeit und Lohn zu fragen. Aber dieses unmittelbare, selbstlose, mütterliche Geben wird in einen Wirtschaftsprozeß eingeschleust, der nach ganz anderen Prinzipien verläuft, und damit mißbraucht! Es wird ja längst nicht mehr produziert, um echte Bedürfnisse zu stillen, sondern Bedürfnisse werden herbeigeredet, um die strukturelle Sucht nach Geld zu stillen, um zu verkaufen, um Marktanteile zu erobern, um expandieren zu können, um das Kapital zu vermehren, je mehr, desto besser ... Das Bruttosozialprodukt muß wachsen, ob durch Waffenverkäufe, Tourismuseinnahmen oder Rohstoffhandel.

Und deshalb liegen Ihnen Ihre Kids in den Ohren. Und Sie kaufen noch ein Computerspiel und noch schickere Turnschuhe und noch einen zusätzlichen tragbaren CD-Player; deshalb türmen sich bei Ihnen aufgerissene Verpackungen, weggelegte Kleider, die noch zu gut zum Wegwerfen sind, überflüssiger Nippeskram, den Sie gegen

Ihren Willen geschenkt bekamen; deshalb genieren Sie sich, wenn Sie nicht auch eine exotische Insel angeben können, wenn Sie gefragt werden, wo Sie Ihren Urlaub verbracht haben; deshalb strampeln Sie wie ein Hamster im Laufrad, um Ihre Doppelbelastung abzuarbeiten. Denn geschenkt wird Ihnen nichts! Aber wenn Sie mal damit liebäugeln, aus der Maschine auszusteigen, überfällt sie vielleicht diese Angst vor dem Ungewissen, diese Angst, daß niemand da ist, um Sie aufzufangen, die Angst, daß Sie selbst als unbrauchbarer Fremdkörper aus dem Karussell herausgeschleudert werden. Und Sie denken mit Schaudern an jene Alkoholikerin, die verwahrlost, verschmutzt und verachtet am Rand der Gesellschaft dahinvegetiert, abhängig von einer Münze, die ihr ein netter, gutgekleideter »Bürger« zuwirft.

Da haben's unsere fernen Vorfahrinnen doch viel besser gehabt: Hier ein paar Nüßchen und Früchte gepflückt, dort ein paar Trüffeln, Knollen und Wurzeln aus dem Erdreich gegraben, saftige Bläuer geröstet ... und dann saß man und lauste sich wohlig. Das goldene Zeitalter ...

Was können wir tun? Können wir ein wenig von diesem paradiesischen *Vertrauen* wiedergewinnen? Dieses Vertrauen darauf, daß Ihre echten Bedürfnisse wirklich erfüllt werden, obwohl die Gesellschaft nicht auf diesem Prinzip aufgebaut ist ...

Erdung – das Vertrauen zum (Becken-)Boden

Gewinnen Sie Boden unter den Füßen. Ziehen Sie die hochhackigen Schuhe aus, gehen Sie barfuß, sooft Sie können. Von der Erde geht eine wundersame Kraft aus, die Sie nährt und aufrichtet, nehmen Sie sie durch die nackten Fußsohlen auf! Auch Bauchtanz wird barfuß getanzt. Nur so können Sie die subtilen Bewegungen der

Hüften wirklich auskosten und steuern, nur so können Sie die Hüften wirklich fallen lassen und kontrahieren.

Richten Sie immer wieder Ihre Aufmerksamkeit auf den Beckenboden, ziehen Sie die Vaginalmuskeln und Analmuskeln zusammen und entspannen Sie sie. Und wenn Sie sie wieder zusammenziehen, stellen Sie sich vor, daß Sie die Energie der Erde durch den Beckenboden in sich aufnehmen. Dadurch gewinnen Sie eine starke Beziehung zur Erde und außerdem eine Souveränität über Festhalten und Loslassen. Es gibt Ihnen ein Gefühl der Sicherheit. Sie können es überall und zu jeder Zeit tun. Es ist eine Meditation.

Legen Sie sich flach auf den Boden und spüren Sie Verspannung auf, um sie dann loszulassen. Beobachten Sie sich während des Tages, und wo immer Sie verspannt sind, lassen Sie los. Lassen Sie sich unvermutet in den Sessel sacken, wenn Sie der Streß fast killt und die Kundschaft drängt. Stellen Sie sich vor, daß nicht Sie sich aufrecht halten, sondern daß die Erde Sie trägt.

Dann können Sie lernen zu zittern, zu vibrieren, sich zu schütteln, alles von sich zu schütteln, was Sie belastet, am besten natürlich zum rollenden Rhythmus einer Trommel. Vergessen Sie dabei nicht, die Arme und Hände auszuschütteln, um das Geben und Empfangen zu erleichtern.

Das ist die erste Botschaft des Bauchtanzes: die Rückgewinnung der Basis, des bloßen Seins. Dasein, einfach nur dasein und von der Erde getragen werden. Aufnehmen und ausscheiden können, loslassen und festhalten, empfangen und geben.

Lust ohne Verlust

Das Vertrauen aber wächst in Ihnen, wenn Sie sich in einem Strom fühlen, in dem geben und bekommen eins und leicht ist. Fragen Sie sich: Was brauche ich wirklich?

Sagen Sie nein zu allem, was überflüssig ist, was Sie nur ablenkt und beschwert. Entrümpeln Sie, verweigern Sie sich dem Kauf- oder Erwerbsreiz, lassen Sie sich nichts andrehen – von der Versicherung bis zum Parfum –, was Sie nicht brauchen! Werden Sie sich ganz klar über Ihre Wünsche und Bedürfnisse. Behalten oder empfangen Sie das, was Sie wirklich lieben, und genießen Sie es innig, intensiv und wollüstig ... in aller Dankbarkeit.

Weil Sie nun aber im Genuß Ihrer geliebten Objekte so glücklich sind, weil Sie sich so reich und beschenkt vorkommen, wird es Ihnen leichtfallen, selbst zu schenken, selbst loszulassen, Liebe kullert geradezu aus Ihren Armen (das hat auch mit der vierten Ebene, der des Herzens, zu tun). Und es kommt zurück! Ich habe einmal eine Pluderhose verschenkt. Und prompt bekam ich drei Monate später eine geschenkt, aus wärmerem Stoff, gerade richtig fürs kalte Winterwetter.

Wenn Ihnen aber Ihr Liebstes streitig gemacht wird, wenn Sie verjagt, beraubt, betrogen, verlassen werden sollen – lassen Sie los! Was zu Ihnen gehört, können Sie nicht verlieren. Es kommt zurück. Oder wenn Sie sich entschließen, es ganz aufzugeben, so haben Sie Ihren Optimismus, der Ihnen sagt, daß Sie schon sehr bald etwas Neues, Interessanteres empfangen werden.

Und da Sie nun wissen, daß Sie sehr locker und freigebig sind, daß Sie festen Boden unter den Füßen haben, wo immer Sie gehen und stehen, können Sie das Geben auch zurückhalten, ohne sich wegen Geizes zu tadeln. Dann müßten Sie sogar einen Räuber nächtens überzeugen können, daß das, was er Ihnen klauen will, eigentlich besser bei Ihnen aufgehoben ist und daß er lieber lernen sollte, das zu respektieren, was er selbst besitzt. Und das könnte auf alle möglichen Räuber ausgedehnt werden, die sich ganz legal viel mehr vom Kuchen abschneiden, als ihnen zusteht.

Körperhaushalt, Haushalt und weibliche Wirtschaftskompetenz

Und hier sind wir bei der gesellschaftlichen Tragweite Ihrer individuellen Handlungen angelangt! Denn was Sie geben und nehmen, bestimmt die Qualität der Gesellschaft, in der Sie leben. Sie können dazu beitragen, daß der grellfarbige Verschleißkonsum abnimmt, das Konsummodell des Westens an Prestige verliert, daß die Natur geschont und nicht in immer neue Produkte gezwungen wird. Gehen Sie also Ihren Kindern mit gutem Beispiel voran und entrümpeln Sie! Reduzieren Sie die Wegwerfgesellschaft! Arbeitsplätze? Bruttosozialprodukt? Um die Natur nicht zu belasten, können Sie ja Immaterielles kaufen: Ausbildungen, Tanzkurse, Therapiestunden. So ätherisieren Sie das Bruttosozialprodukt. Die Zahlen sind dieselben, aber es steht nicht soviel Gerümpel in der Gegend herum, es muß nicht soviel Müll verbrannt werden. Wirtschaft sollte eigentlich auf Vertrauen und Dankbarkeit beruhen, nicht auf Angst und Gier. Im Zweifelsfalle ist Ihr eigenes Lustempfinden noch immer der beste Ratgeber. Lassen Sie sich bei all Ihren wirtschaftlichen Entscheidungen von Ihrer Lust leiten!

Sie haben als Frau viel mehr Wirtschaftskompetenz, als Sie glauben. Viele Sekretärinnen sind eigentlich Organisatorinnen (leider wagen Sie es oftmals nicht, die Ziele, für die sie tätig sind, zu hinterfragen). Und Hausfrauen bestimmen den Körperhaushalt ihrer Familienangehörigen. Ist dieses Haushalten lustvoll, beseelt, erfrischend lebendig ... oder mechanisch, bewußtlos und geizig? Zum Beispiel die Ernährung: Haben Sie noch immer Lust auf Fleisch, nach all den Nachrichten über Rinderwahnsinn, Hormonschäden, Massentierhaltung, Viehtransporte und die katastrophale Fehlnutzung der Weltsojaproduktion (riesige Rinderbestände werden damit gefüttert, deren Fleisch in Europa und Amerika verzehrt wird – »Das Vieh der Reichen frißt das Brot der Armen«)? Bewußter Haushalt und Körperhaushalt könnte viele Fehlentwicklungen aufhalten und umkehren. Aber daran denkt man nicht, darüber spricht man nicht ... und warum? Weil Ernährung als weiblich uninteressanter Privatküchenbereich gilt. In Wirklichkeit liegen hier spannende Dimensionen der Psychologie und Soziologie. Wenn publik wird, wie relevant das ist, dann werden auch die Männer sehr bald die Ohren spitzen, und der Run auf die Küchen beginnt.

Ich finde, daß das weibliche Element auch außerhalb des Hauses in der Wirtschaft stärker ausgeprägt sein sollte. Damit meine ich aber nicht (nur), daß Frauen sich mit Ellbogenkraft, Schreckschußpistole und strapaziertem Nervenkostüm den Weg in verantwortliche Wirtschaftspositionen bahnen sollten. Es geht mir hier mehr um allgemeine Prinzipien als um einzelne Karrieren.

Lassen wir uns einmal auf eine kleine Analogie ein. Stellen wir uns die kleinen männlichen Spermien vor, wie sie losrasen und sich schlängeln, um das Rennen zum Ei zu gewinnen. Hat das nicht eine gewisse Ähnlichkeit mit der atemlosen Konkurrenz, die unser Wirtschaftssystem prägt? Aber die Ejakulation erschöpft die männlichen Kraftreserven. Es ist eine männliche Urangst, zu wollen und nicht zu können. Das männliche Yang braucht Kraftzufuhr von außen – Hirschhoden, Nashornextrakte, Blutwurst, Ginseng und Fleisch, Fleisch, Fleisch –, um sich zu erhalten und der Frau zu imponieren. Hat das nicht eine gewisse Ähnlichkeit mit dem immer mehr angekurbelten

Ausstoß von Produkten und der ungezügelten Ausbeutung der Rohstoffreserven, die unsere gegenwärtige Wirt-
schaftssituation prägen? (Natürlich ist das eine rein opti-
sche Analogie und keine ökonomische Analyse. Aber die
Wirtschaft wird von Männern gelenkt, und wenn das Denken dieser Männer wiederum in gewisser Weise von ihrem
Organismus gelenkt wird, so könnten wir uns schon vorstellen, daß das Geschlecht auf die Art der Wirtschaft
Einfluß hat.)

Frauen haben derlei Probleme nicht. Sie brauchen keine zusätzliche Energie für ihren Orgasmus und Organismus. Was sie haben, setzen sie ein und arbeiten damit.
Auf die Wirtschaft übertragen: Anstelle der grausamen
Maxime »Du sollst immer produzieren und nie genug
kriegen!« träte dann die Überzeugung, daß man auch das
innigst genießen und entwickeln kann, was man schon
hat und ist ... Evolution statt Expansion.

Ich erinnere mich an einen Bericht über Entwicklungs-
projekte in Afrika. Wenn die Gelder nicht an Männer,
sondern an dörfliche Frauenkollektive vergeben wurden,
kamen sie verläßlich zurück, denn die Projekte waren
meistens sorgsam und verantwortlich durchgeführt worden. In Sri Lanka gibt es eine Initiative namens »Agro-
mart«, die von der Biologin BEULAH MOONESINGH geleitet
wird. Dort erhalten Frauen Unterricht in biologischem
Anbau, in der Verwendung von Biogas als Energieträger
und in modernen Marketingmethoden, und der Erfolg ist
verblüffend. Die ausgebildeten Frauen leiten ihre Höfe mit
Souveränität und Fachkenntnis, und der Wohlstand steigt
(Bericht in »*Brigitte*«, Heft 21/ 1994).

Das ändert natürlich nichts daran, daß die wirtschaftlichen Beziehungen zwischen den industrialisierten Ländern und den Ländern der sogenannten »dritten Welt« auf
einer grauenhaften Vergangenheit und Gegenwart beru-

hen. Die Bereicherung der einen durch die Verarmung der anderen ist uns in unseren Breiten gar nicht so bewußt. Wir nehmen es als selbstverständlich hin, daß für uns gesorgt ist.

ZWEITES KAPITEL

Granatäpfel und Wasser der Wollust: Fruchtbarkeit, Erotik und das »schöne Geschlecht«

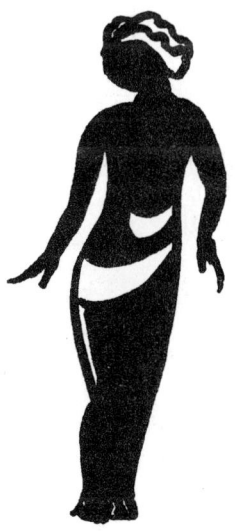

Fruchtbarkeit

Bauchhöhle und Muttermund

Vom Beckenboden steigen wir zur nächsten Stufe auf. Die Vaginalmuskeln öffnen den Weg ins Körperinnere, in eine weiche, warme, feuchte Höhle, die in der Mitte Ihres Beckens ruht. Und in dieser Höhle liegt auch der Muttermund, eine weitere, noch intimere Öffnung ins Innere ... der Durchgang zur Gebärmutter.

Wie spüren Sie Ihre Gebärmutter, diese feste und doch dehnbare Hülle?

Ich empfinde sie als feierlich und irgendwie erhaben. Haben Sie das Gefühl, daß Sie ganz und gar zu Ihnen gehört ... tief in Ihrem Inneren durch Beckenknochen, Rückgrat und Bauchmuskulatur geschützt? Wenn Sie ein Kind geboren haben, wissen Sie, wie dehnbar diese Hülle ist, aber auch, wie kräftig ihre Muskeln sind, die das Kind herausdrücken.

Wo liegen Ihre Eierstöcke in Ihrem Bauch? Diese Wunderwerkstatt, in der allmonatlich ein Ei reift.

Ziehen Sie die Vaginalmuskeln zusammen, versuchen Sie die Kontraktion auch im Bauch und in der Gebärmutter zu spüren. Ziehen Sie die Bauchmuskeln nach innen und lassen Sie sie wieder los. Wiegen Sie sich in den Hüften, wiegen und schaukeln Sie sich eine Zeitlang in sanften Wellen, wiegen Sie Gebärmutter, Eileiter und Eierstöcke, die von Ihrem Becken getragen werden.

Schwangerschaft und Mutterschaft: Angst oder Anziehung?

»Komm mir bloß nicht mit einem Kind nach Hause!« Haben Sie das schon mal gehört? Ist die Vorstellung, schwanger zu werden, für Sie ein Schreckgespenst? Was ängstigt Sie daran? Ist es die Angst vor schwerer Geburt, vor medizinischen Komplikationen? Haben Sie Angst, daß das Kind Ihre Berufsarbeit stören, Ihre Freiräume und Freizeiten einschränken könnte, daß das Leben an Ihnen vorbeigeht, während Sie als Mutter isoliert zu Hause sitzen? Befürchten Sie, daß der Vater des Kindes Sie verläßt oder daß er Sie nicht mehr attraktiv findet, wenn Sie schwanger sind und stillen? Oder daß er durch das Kind Macht über Sie gewinnt? Empfinden Sie Ihre Empfängnisfähigkeit als Reichtum und Kraft oder als Schwäche, Gefahr und Ausgeliefertsein?

Oder möchten Sie um alles in der Welt schwanger werden? Glauben Sie, ohne Kinder den Sinn Ihres Lebens verpaßt zu haben? Und warum? Sind es die Erwartungen Ihrer Familie, Ihres Mannes, Ihrer Umwelt, oder sehnen Sie sich selbst danach? Glauben Sie, nur dadurch Ihren Mann halten zu können? Oder haben Sie Kinder großgezogen und leiden nun schrecklich darunter, daß sie sich von Ihnen ablösen oder gar abwenden? Können Sie die Wechseljahre akzeptieren?

Daß Frauen eine ambivalente Haltung zum Empfangen, Austragen, Gebären und Aufziehen von Kindern haben, ist leicht verständlich. Denn auch im gesellschaftlichen Kontext ist das Kinderkriegen von widersprüchlichen Erwartungen, Bewertungen und Erfahrungen umsponnen.

Der Stolz der Gebärerin – matrilineare Vergangenheit

Daß Frauen für diese Fähigkeit immer geachtet werden, kann man nicht sagen: In der brahmanischen Tradition Indiens wird der Gebärenden das abgelegenste, kleinste Zimmer zugewiesen, wo sie dann möglichst einen Sohn zur Welt bringen sollte. Im dritten Buch Mose (Levitikus, 12) wird konstatiert, daß eine Frau nach der Geburt eines Sohnes dreiunddreißig Tage, nach der Geburt einer Tochter sechsundsechzig Tage lang unrein ist; und die christianisierten Frauen Europas, alle unsere Mütter und Großmütter, litten jahrhundertelang unter dem biblischen Fluch »Unter Schmerzen sollst du deine Kinder gebären!«. Warum? Weil Eva im Paradies der Schlange gefolgt war. Welch ein heiliges Buch, das solche Flüche verbreitet!

Aber in den antiken Mittelmeergesellschaften, in Vorderasien und in Ägypten war es gerade umgekehrt! Dort wurden Schlangen als Symbol für ewiges Leben, für Geburt, Tod und Wiedergeburt verehrt. (Wahrscheinlich entstand diese Symbolik durch die Beobachtung der Häutung, die man als zyklische Verjüngung oder Wiedergeburt deutete.) Und deshalb beteten die Frauen zu Schlangengöttinnen um Empfängnis und eine gute Geburt.

Schlangen bewegen sich durch einen rhythmischen Wechsel von Zusammenziehung und Ausdehnung wellenförmig am Boden fort oder halten sich mit wellenartigen Schleifen in Balance, wenn sie sich aufgebäumt haben. Dieses Bewegungsprinzip entspricht den Muskelkontraktionen der Wehen bei der Geburt. Wahrscheinlich haben die Frauen, die die Schlangengöttinnen verehrten, die Schlangenbewegung auch in ihren Tänzen nachgeahmt. Noch heute tanzen Frauen in entlegenen Dörfern Nordafrikas auf diese Weise rund um eine Gebärende, um ihre Muskelkontraktionen mimetisch zu unterstützen.

Diese Wellen und Schleifen sind auch Elemente des Bauchtanzes, und viele Frauen bereiten sich damit noch in unserer Zeit auf die Geburt vor. Im dritten Teil dieses Buches werde ich Sie in diese Bewegungen einführen, und wenn Sie sie erlernen, stehen Sie damit in einer Tradition, die mindestens 6000 bis 7000 Jahre zurückreicht. So alt sind die frühesten Darstellungen, die ich bei meinen Studien gefunden habe. Schilderungen von Ritualen, Zeremonien und Symboliken dieser antiken und prähistorischen Gesellschaft finden Sie in meinem Buch »*Schlangenkult und Tempelliebe. Sakrale Erotik in archaischen Gesellschaften*« (Simon & Leutner, Berlin).

Diese frühen Gesellschaften waren meist matrilinear, das heißt, die Kinder trugen den Namen der Mutter. Auch das Eigentum, soweit vorhanden, wurde von der Mutter auf die Tochter oder die Kinder übertragen. Die Väter waren eher Liebhaber und Herzensfreunde als lebenslange Ehegatten, es gab weder einen ökonomischen noch einen verwandtschaftlichen Treueanspruch. Die Mütter konnten ein ungebrochenes, souveränes Verhältnis zu Geburt und Aufzucht von Kindern haben. Solche Gemeinschaften gibt es noch heute in Mexiko, China (Yünnan), Indien (Malabarküste), in Afrika und erstaunlicherweise auch in unzugänglichen Wüsten der arabischen Halbinsel.

Als die Dörfer langsam zu Städten, die Gemeindehäuser zu Tempeln wurden, verwalteten die Priesterinnen das Wissen über Schwangerschaftsdiagnosen, Geburtshilfe und Frauenmedizin. In den antiken Tempeln wurden auch Duftöle und Räucherwerk zu Heilzwecken eingesetzt, von dort stammt das Wissen über die ätherischen Öle, die heute so sehr in Mode sind. In Europa praktizierten die »Hexen« – Hebammen und Heilerinnen – die Frauenheilkunde, aber gegen Ende des Mittelalters wurden die meisten von ihnen denunziert, verfolgt und umgebracht. Kirchliche und staatliche Institutionen rissen die Macht über die Fortpflanzung an sich.

Die Versklavung der Gebärerin

Aber schon viel früher setzte die Entwicklung ein, in deren Verlauf Frauen die Souveränität über Schwangerschaft und Geburt verloren. Die Gründe dafür hängen mit einer patrilinearen Viehzüchtermentalität zusammen. »Meine Kühe«, »meine Weiber«, »meine Herden«, »meine Nachkommenschaft«, »mein Reichtum und meine Macht«. Die Frau wurde zum bloßen Gebärwerkzeug für die Nachkommenschaft des Mannes. Sie hat »Ihm« Kinder zu gebären, und ist sie unfruchtbar, wird sie verstoßen. Bringt sie nur Töchter zur Welt, wird sie verachtet – oder ebenfalls verstoßen.

Ein weiterer Grund liegt in der Invasion hellhäutiger Kriegernomaden aus den Steppen Mittelasiens in die fruchtbaren Gebiete des Südens. Die Invasoren waren zwar militärisch überlegen, befürchteten aber wohl, auf lange Sicht biologisch »geschluckt« zu werden, denn zahlenmäßig waren sie den dunkelhäutigen Besiegten unterlegen. Deshalb suchten sie zu verhindern, daß ihre eigenen, hellhäutigen Töchter von »dunklen« Männern schwanger wurden. Auch ein Seitensprung einer Ehefrau mit einem dunkelhäutigen Mann konnte nach der Schwangerschaft höchst peinlich zutage treten. Deshalb wurden die Frauen der Herrenschicht nun wie (potentielle) Verbrecherinnen eingesperrt und überwacht. Weibliche Keuschheit wurde zur Moral erhoben, Verstöße wurden streng bestraft. Im indischen Kastensystem ist dieses rassistische Element heute noch am deutlichsten erkennbar.

Die monotheistischen Religionen haben diese Strukturen dann verallgemeinert und festgeschrieben. Die Ehe wurde geheiligt, außereheliche Erotik wurde tabuisiert, und selbst innerhalb der Ehe war erotische Freude verpönt (speziell im Christentum, weniger im Islam). Ehegattinnen wurden zu Gebärmaschinen. Sie verloren zunehmend die Kontrolle über ihre eigenen Fortpflanzungsvorgänge. Sie mußten »Ihm« Kinder gebären, und dieser »Er« ist vielschichtig: der eigene Ehemann, der Staat, der Papst, Gott selbst, die Nation, die Rasse ... »der Führer«.

Die Kirche schränkte den Zweck der ehelichen Sexualität auf das Kinderkriegen ein. Bloß keine Lust! Gute Katholikinnen mußten fruchtbar sein, ein Kind nach dem anderen werfen, selbst wenn die Kleinen reihenweise starben – denn wenn sie schnell getauft wurden, kamen sie ins Himmelreich; überlebten sie, dann wuchs und vermehrte sich die Ecclesia militans et triumphans auf Erden, und die Ablaßgelder wuchsen in den Himmel! Auch die

heutigen Kampagnen des Vatikans gegen Empfängnisverhütung und Abtreibung richten sich gegen die Souveränität der Frau über ihren Körper.

Im Nationalsozialismus wurde dieses Gebärmaschinen-
modell ins Extrem getrieben: Deutsche Mütter hatten die
weiße »Herrenrasse« zu vermehren, um deren Herrschaft
auf Erden durchzusetzen. Gleichzeitig wurden Millionen
von »Untermenschen« umgebracht, und zahllose Frauen –
vor allem Zigeunerinnen – wurden sterilisiert.

Auf den Landgütern der amerikanischen Südstaaten
wurden schwarze Frauen von ihren weißen Herren als
Zuchtmütter von zukünftigen Sklaven verwendet, sie
mußten die Kinder austragen, die sie – von ihm vergewaltigt – empfangen hatten. Aber wehe dem schwarzen
Mann, der eine weiße Frau berührte!

Das Wort Fruchtbarkeit ist also – historisch gesehen –
nicht gleichbedeutend mit buntbewachsenen Wiesen, blu-
menbekränzten Stieren und lachenden Bauchfalten. Es ist
auch mit *Furchtbarem* verbunden; die Traumata der Geschichte erreichen uns alle. Sie wandern durch unser
Unterbewußtes, sie sind im Erdkern, im Silizium, im Chlo-
rophyll, in den Zirruswolken gespeichert. Alles Vergangene ist immer gegenwärtig.

Geburt als Krankheit, Mutterschaft als Fessel

Die Souveränität über unsere Fruchtbarkeit haben wir bis
heute nicht wiederhergestellt. Nur allzu oft werden Gebärende überflüssigen Prozeduren ausgesetzt, auf ihren Körper reduziert und der Krankenhausroutine unterworfen.
Geburt gilt als Krankheit und nicht als der wichtigste
feierliche Augenblick im Leben einer Frau.

Unfruchtbare Frauen lassen sich heute manchmal auf

langwierige, schmerzhafte und entwürdigende Diagnose-
und Behandlungsmethoden ein, um durch künstliche Be-
fruchtung schwanger zu werden. Dabei sind die Gründe
der Unfruchtbarkeit oftmals psychisch bedingt: etwa durch
Zweifel am Partner, Druck der Umwelt, Traumata und
Ängste. Am Körper herumzudoktern, wenn die Seele nein
sagt – wie eigenartig! Wäre es nicht viel angemessener
und auch spannender, statt dessen mit der Seele zu sprechen?

Aber Fruchtbarkeit wird nicht nur aufgepfropft, sie wird
auch ganz behende weggeschnitten: Nur zu schnell sind
Gynäkologen bei der Hand, wenn es darum geht, die
Gebärmutter zu entfernen. Männliche Gynäkologen tun
dies statistisch gesehen doppelt so häufig wie Gynäkolo-
ginnen. Doch viele dieser Operationen sind überflüssig.

»Meine ganze Gebärmutter wurde herausgenommen.
Und ich find das furchtbar. Wissen Sie, ich hab immer die
Blutungen ganz regelmäßig gehabt, genau alle vier Wo-
chen. Wissen Sie, ich mochte meine Periode! Das war so
natürlich, so zuverlässig. Ich hab mich so richtig weiblich
gefühlt! Aber ich glaube, daß ich diese Wucherungen in
der Gebärmutter hatte, das lag an dem vielen Verhüten!
Die Pille und die Spirale ... nein, nicht körperlich! Wissen
Sie, ich hab immer verhütet, aber in Wirklichkeit wollte ich
eigentlich ein Haus, zwei Kinder und einen netten kleinen
Hund ... wie meine Großmutter! Aber ich habe immer
verhütet!« – »Sie wollten beruflich selbständig sein?« – »Ich
hab mich härter gegeben, als ich bin. Ja, ich bin heute
selbständig. Aber allein! Ich habe keinen Ehemann, an
den ich mich anlehnen kann.«

Die Ambivalenz – Kinder oder nicht – liegt auch in der
Berufssphäre. Karriere oder Mutterschaft? Selbstverwirkli-
chung oder Doppelbelastung? Einsame Freiheit oder enge

Geborgenheit? Das sind die oftmals quälenden Fragen. Viele Frauen schieben deren Beantwortung immer weiter auf, bis dann irgendwann die große Torschlußpanik hereinbricht, wenn sie bemerken, daß sie einen Teil ihrer Weiblichkeit, die Mutterschaft, chronisch unterdrückt haben, aus Angst, auf Mutterschaft reduziert zu werden. Und dann ist es oft schon zu spät.

So ist »Fruchtbarkeit« von einem Netz von Widersprüchen umsponnen. Sie wird eingesperrt, vernichtet, verklärt, gepriesen, verachtet, manipuliert, ausgebeutet, erzwungen, beschädigt ... Und das, worum es eigentlich geht – sie bewußt zu erfahren als den Fluß des Lebens, der durch den Körper und die Seele einer Frau strömt –, bleibt Einzelpersonen überlassen. Es gibt hierfür keine gesellschaftliche Praxis, keine Zeremonien, keine Feste, keine Selbstverständlichkeit.

Deshalb sind manche Frauen gar nicht begeistert, wenn ihnen Bauchtanz als »uralter Fruchtbarkeitstanz«, als »Inbegriff weiblicher Bewegung« angepriesen wird. Es erscheint ihnen bizarr oder sogar zynisch: Wozu Empfängnis, wenn das Weiche, das Empfängliche nicht respektiert wird, wenn nur Macher, Manager und Marktanteile etwas gelten?

Das Kraftfeld der Geburtsgöttinnen in Bewegung

Aber wenn Sie sich den Wellenbewegungen in Ihrem Becken anvertrauen, können Sie diesen ganzen soziokulturellen und psychischen Komplex von der körperlichen Ebene her erkunden, und vielleicht werden Sie wahrnehmen, ob, wie und wo Sie diese gesellschaftliche Mißachtung des Weiblichen auch in sich tragen. Das wird Ihnen vielleicht zunächst Schmerz bereiten, aber auf einmal spüren Sie eine ganz lebendige Neugierde auf all die Geheimnisse, die unsere Weiblichkeit birgt. Sie können also von der körperlichen Ebene aus die Gegenbewegung zur Marginalisierung der Weiblichkeit einleiten.

Viele Frauen, die während ihrer Schwangerschaft tanzten, haben eine vertraute Beziehung zu Kontraktion und Dehnung ihrer Muskulatur gewonnen und auf diese Weise ungewöhnlich leichte Geburten erlebt.

Ja, sogar das Kraftfeld der antiken Geburtsgöttinnen reicht noch in unsere verdinglichte und verstreßte Leistungsgesellschaft herein. Das konnte eine Frau erfahren, die sehr unter ihrer Unfruchtbarkeit litt und sich einer langdauernden Psychotherapie unterzog. Doch erst, als sie sich auf einer Ägyptenreise bewußt unter den Schutz der Geburtsgöttin Heket begab, wurde sie schwanger.

Die verschiedenen Wellenbewegungen, Kreise und Vibrationen des Beckens, die Sie im praktischen Teil dieses Buches kennenlernen werden, erzeugen ein Energiefeld und einen Innenraum, in dem Sie den Dimensionen Ihrer eigenen Empfänglichkeit nachspüren können.

Individuelle Schicksale und Entscheidungen

Ob Sie schwanger werden wollen oder es lieber vermeiden möchten, kann von vielen Gründen, Hoffnungen, Motiven, Ängsten, Hindernissen und Komplexen abhängen, die sich gegenseitig überlagern, widersprechen oder verstärken. Die Dimensionen reichen von der materiellen Situation über Körper, Schönheit, Partnerschaft, Selbstgefühl, Liebe und Bindung bis zu der Vorstellung, einer Seele die Möglichkeit zu gewähren, ihr Karma auszuleben.

Natürlich: Wenn Sie in trüber Stimmung sind, werden Sie Ihren Zustand beklagen, ganz egal, ob Sie kinderlos oder mit Familie leben. Sie werden sich bedauern und eine Frau beneiden, die es anders hat. Aber solche trüben

Stimmungen sind unproduktiv. Die Geborgenheit in der Familie und die Freiheit der Selbständigkeit müssen sich ja nicht ausschließen. Vielleicht schaffen wir es irgendwann, von der eng definierten Kleinfamilie zu größeren, multidimensionalen Familiengebilden und Lebensgemeinschaften überzugehen, in denen Männer und Frauen, Berufstätige und Hausfrauen sich sowohl in der Kindererziehung als auch im beruflichen und finanziellen Bereich gegenseitig unterstützen. Kinderlose Frauen hätten dann eine Chance, die Entwicklung von Babys mitzuverfolgen, Mütter wären entlastet und könnten auch für ihre Interessen etwas tun. Und die Kinder wären in einem dichteren Netz von Bezugspersonen und Wahlverwandten geborgen.

Quälen Sie sich nicht, wenn Sie kein Kind haben. Sagen Sie sich nicht (utilitaristisch), daß Sie mit Ihrem Sprößling dieses und jenes Glücksgefühl haben könnten, denn Sie können alle möglichen Arten von Glücksgefühl auch ohne Kinder haben. Es gibt Schicksale und Aufgaben im Leben, die das Leben mit Kindern ausschließen. Nicht alle Menschen sind für ein Familienleben geschaffen. Fruchtbarkeit gibt es auf vielen Ebenen der Erfahrung. Sie ist auch dann lebendig, wenn Sie keinem Kind das Leben geschenkt haben. Es gibt noch viele leuchtendbunte Abenteuer für Sie! Freuen Sie sich, daß Sie selbst geboren sind (und irgendwann auch sterben dürfen).

Glückliche Zeremonien: die Muttergöttin live

Witzigerweise wurde meine eigene Geburt zeremoniell umrahmt: Meine Mutter hat mich am ersten Mai geboren, und just, als ich zum erstenmal die frische Luft schnupperte, marschierte draußen vor dem Krankenhaus eine Arbeiterkapelle vorbei. So wurde ich mit Pauken und Trompeten begrüßt. Bin ich also am Tag der Arbeit geboren? Nein, es war der Morgen nach der Walpurgisnacht ... verklebt und übernächtigt blinzeln die Augen in den neuen Morgen ...

Ich finde, daß jede Geburt ein Anlaß für ein rauschendes Fest ist. Schonkost, zugezogene Vorhänge, leise Schritte, besorgte Blicke – ist das die Art, wie man ein Kind auf dieser Erde begrüßen sollte? Wir können es uns auch anders vorstellen – jedes Bild braucht ein Gegenbild: Die Freundinnen der werdenden Mutter kommen alle zur Geburt zusammen, tanzen mit sanften, wellenförmigen Bewegungen um die Gebärende herum. Musikerinnen summen, singen, trommeln ruhige Rhythmen und Melodien. Es ist eine feierliche Stimmung im Geburtsraum. Im ganzen Bezirk haben inzwischen die Autos Fahrverbot. Nach der Geburt fährt die Mutter im offenen Wagen durch die Straßen – wie ein Präsident. Sie liegt tief im Rücksitz gekuschelt, hält das Kind im Arm und winkt dezent mit der Hand. Die Ämter und Büros legen eine Freudenminute ein, die beliebig lang ausgedehnt werden kann. Die Leute jubeln aus den Fenstern. In den Häusern und auf den Straßen wird getanzt, gegessen und getrunken, nachts werden Lampions angezündet ..., und im Zentrum ist die Mutter mit dem Kind, die Königin, die Göttin, glühend vor Stolz und Freude. Ihr werden die Geschenke zugeworfen. Sie soll die Geburt und ihre neue Lebensphase als Reichtum erleben.

Erotik, das Vorfeld der Fruchtbarkeit

Der Liebreiz des Beckens

Konzentrieren Sie sich nun wieder auf das Becken, wiegen Sie sich in den Hüften, ziehen Sie die Vaginalmuskeln zusammen und lassen Sie die gold-orangen Wellen der Wonne aufsteigen, bis Sie selig lächelnd hingerissen strahlen. Fühlen Sie sich attraktiv, kostbar, schön? Lebendig? Erotisierend?

Sie können es lernen, mit dem Becken zu sprechen, Sie werden Girlanden, Akzente, Kreise, Schleifen und Vibrationen zeichnen, und Ihre Hüften werden sich leidenschaftlich, überschäumend lebendig, verspielt oder sanft verinnerlicht bewegen. MARILYN MONROES weicher Hüftschwung ist erlernbar. Sie werden die Souveränität über Ihre erotische Ausstrahlung gewinnen.

Probieren Sie mal die Wirkung einiger Hüftschwünge auf die Männer aus (Sie müssen natürlich wissen, wo und wann!). Sie werden sich wundern! So ging es mir jedenfalls, als ich Freunden voller Begeisterung die gerade gelernten Bewegungstechniken vorführte. Was hatten die bloß? Sie schauten auf meine Hüften, räusperten sich und sahen dann verlegen schnell wieder weg … Ich glaube, das war meine Initiation als »Sexgöttin«!

Freiwillige Selbstkontrolle oder Bekenntnis zur Lust?

Oder finden Sie, daß Frauen sich so nicht präsentieren sollten, wenn sie nicht gleich begrapscht, vernascht oder vergewaltigt werden wollen? Fürchten Sie üble Nachrede, wenn Sie Ihre erotische Ausstrahlung leuchten lassen? Oder haben Sie sich schon selbst geärgert, wenn eine Kollegin ihre Ziele »auf diese Art« (pfui!) erreicht hat?

Wo ist für Sie die Grenze? Kleiden Sie sich hauteng, superkurz und aufreizend oder dezent, gedeckt und anständig? Wenn Sie schon mal Bauchtanz gemacht haben: War es für Sie ganz natürlich, das erotische Element im Tanz auszudrücken? Oder kamen Sie sich merkwürdig vor?

Ich entdeckte bei mir am Anfang, wieviel kunterbunt vergnügte und verspielte Koketterie in meinem Körper versteckt war. Und als ich selbst unterrichtete, konnte ich beobachten, wieviel Freude es meinen Schülerinnen bereitete, ihre Hemmschwellen zu überschreiten. (In sicherer Umgebung natürlich, denn Männer waren nicht dabei!) Orientalische Frauen haben's da leichter, denn für sie ist diese erotische Selbstdarstellung – der geheimnisvolle Blick, die weiche Hüftbetonung, das schwungvoll zurückgeworfene Haar, das kokette Schulterzucken – irgendwie ganz selbstverständlich.

Was bedeutet Sexualität für Sie? Ist es das Allerprivateste, Intimste, was Sie möglichst nur bei Nacht mit immer demselben Partner teilen wollen? Haben Sie Angst, vernascht, benützt und weggeworfen zu werden? Wird Ihnen Sex von Ihrem Partner aufgedrängt, oder kriegen Sie einfach nicht genug? Können Sie Ihre Wünsche ausdrücken?

Oder sind Männer für Sie Sexobjekte? Halten Sie sich für sexuell befreit, »enthemmt«, reden Sie gerne über Erotik? Kriegen Sie die Männer, die Sie sich wünschen? Und was kriegen Sie von ihnen? Haben Sie das Gefühl, von Männern geachtet zu werden, wenn Sie den ersten Schritt tun oder wenn Sie Ihre erotische Lust voll und ganz ausleben?

Ärgern Sie sich, wenn Frauen mit erotischer Ausstrahlung als »Flittchen« abgestempelt werden? Finden Sie es ungerecht, daß zwischen »anständigen« Frauen und Huren unterschieden wird?

Heilige Huren – Rituale der sakralen Erotik

Wenn Sie die letzte Frage mit Ja beantworten können, dann sind Sie auf dem richtigen Weg. Denn weder ist die Ehe die »älteste Institution«, noch ist die Prostitution das »älteste Gewerbe« der Menschheit, und die tiefe Kluft zwischen der »Hure« und der »Heiligen« ist weder naturbedingt noch archetypisch, sondern sie wurde ganz gezielt und absichtlich geschaffen!

In matrilinearen Gesellschaften können Liebschaften frei und offen ausgelebt werden. Zum Beispiel gibt es im Süden von Äthiopien beim Stamm der Wuleita den Brauch, daß ein großes Freudenfeuer entzündet, reichlich gegessen und getrunken wird, wenn fremde Männer zu Besuch kommen, und dann treffen sich die Frauen des Stammes mit den Fremden und schlafen mit ihnen. Mit dem Wissen und dem Einverständnis der eigenen Männer. Das gehört zur Gastfreundschaft. In Europa lächelt man über diesen exotischen Brauch. Aber in der Vergangenheit war er weit verbreitet.

In Vollmondnächten wurden Orgien gefeiert: Frauen und Männer eines Dorfes trafen sich, tanzten, berauschten und vereinigten sich – je nach Lust und Liebe. Diese rituelle Promiskuität gab es auf der ganzen Welt, auch in Europa ... bis dann die Hexenverfolgungen einsetzten.

Und zur Zeit der »Heiligen Hochzeit« wurde Erotik gar zum Staatsakt. Im alten Orient, in Afrika und in Europa wählten Priesterinnen eines Dorfes, Stammes oder einer Stadt einen jungen, kräftigen Mann und »nahmen ihn in ihr Gemach«. Dadurch war er für einen bestimmten Zeitraum feierlich als König inthronisiert.

Noch in den ersten christlichen Jahrhunderten gab es im Vorderen Orient und in den Mittelmeergebieten Tempel, in denen ausgebildete Priesterinnen ihren ganzen

Liebreiz im Tanz und in erotischen Begegnungen ver-
strömten. Diese Erotik war heilig. Sie fand im »Kraftfeld
der Göttin« statt, ob sie nun Ischtar, Mu'allit, Aphrodite
oder Venus hieß. Diese tanzenden Priesterinnen waren
keine »Prostituierten«, wie Archäologen, Historiker und
Bibelforscher sie nannten. Eher waren sie Beamtinnen,
die gemeinsam mit Getreidepriesterinnen, Ärztinnen,
Hebammen, Astronominnen und so weiter der Gemein-
schaft dienten. Wahrscheinlich führten sie Mädchen und
Jungen in die Sexualität ein, schlichteten Ehestreit, besie-
gelten Eheschließungen und empfingen fremde Männer
auf ihrem Lager ... die antike Form der Gastfreundschaft!

Die Spaltung: Heilige und Hure, Ehe und Prostitution

Inzwischen aber war die possessive »Gefängnisehe« entstanden: Frauen wurden zum Gebäreigentum von Männern und aus der Öffentlichkeit verbannt. Die ökonomischen, kulturellen und offiziellen Funktionen wurden ihnen geraubt. Als einzige öffentliche Aufgabe blieb schließlich nur die ... Prostitution. Die Frauen waren nun
gespalten in »gute«, »züchtige« Ehefrauen und »schlechte«,
»liederliche« Prostituierte. Frauen waren dem Mann ent-
weder als Gebärobjekte oder als Lustobjekte unterworfen.
 Promiskuitive Erotik wurde nun nicht mehr aus Freude
oder Offenherzigkeit ausgeübt, sondern aus materieller
Not und Heimatlosigkeit, denn den Frauen wurde gewissermaßen der Boden unter den Füßen weggezogen. Und
die Religionen haben im großen und ganzen diese Vor-
gänge sanktioniert, modifiziert, propagiert oder zementiert. Einzelne Bücher des Alten Testamentes strotzen nur
so von wortgewaltiger Polemik gegen »Hurerei«, und im
byzantinischen Christentum wurden drastische Hagiogra-
phien verfaßt, die die beispielhafte Bekehrung von »Sün-

derinnen« zu »Heiligen« darstellten, Lust wurde verteufelt. Im Islam wurde der Viererharem festgelegt, um ungeregelte Promiskuität überflüssig zu machen. In den meisten patriarchalischen Gesellschaften erleben Prostituierte alle Facetten gesellschaftlicher Diskriminierung und tätlicher Bedrohung.

Und manchmal lavieren auch Bauchtänzerinnen am Rande der Prostitution dahin.

»Wissen Sie, ich hatte schon mit elf Jahren meine erste Regelblutung, und ich war schon früh entwickelt, hatte Busen. Und da hat doch mein Mathematiklehrer einmal zu mir gesagt: Aus dir wird noch was werden! Du wärst am besten als Hure, als billige Straßengängerin, mit den parterrsten Männern, zu denen würdest du passen! Oder als *Bauchtänzerin* könntest du gehen.« – »Waaas?« – »Ja, wirklich, da habe ich das Wort Bauchtanz zum erstenmal gehört.«

Die scharfe Spaltung zwischen der »ehrbaren« Frau und der Hure gab's noch lange, wie wir wissen. Diese »Wohlanständigkeit« reichte bis in die sechziger Jahre. Unverheiratete Paare mußten damit rechnen, in Hotels abgewiesen zu werden. Über Sex wurde nicht gesprochen. Prostitution gab es natürlich, aber das war kein Thema. Unbescholtenheit, Anstand und eheliche Treue waren geltende Werte. Heiraten war für Frauen selbstverständlich, unverheiratete Frauen waren oft von einer Aura peinlichen Schweigens umgeben. Damals kam es noch vor, daß eine Frau, die allein ein Restaurant besuchte, gar nicht bedient wurde. Frau allein war ein *Unding*. Nur durch den Mann war sie Person.

Die Renaissance der freien Erotik in unserer Zeit

Und dann wirbelte die sogenannte »sexuelle Revolution« alles durcheinander. Büstenhalter wurden verbrannt, Studentinnen schockierten Professoren mit entblößtem Busen, man umarmte und küßte sich öffentlich, der freie Partnertausch florierte, Kommunen wurden gegründet, wo jede mit jedem schlief und sexuelle Treue als bürgerlicher Mief verabscheut wurde: »Wer zweimal mit demselben pennt, gehört schon zum Establishment.«

Ja, man glaubte sogar, daß man durch eine befreite Erotik das System ändern würde: statt Kapitalismus, Konsumterror, Rationalitätszwängen und Ersatzbefriedigung allgemeine Zärtlichkeit und unmittelbarer Lustgewinn. Statt Faschismus, verhärteten Muskelpanzern, autoritärem Denken und latenter bis offen ausbrechender Aggressivität ungehemmtes orgiastisches Ausleben erotischer Energien, statt Militarismus und Gewalt Liebe und Sanftmut. »Make Love, not War!« war die Devise.

Und die Pille machte es möglich. Keine Angst vor ungewollter Schwangerschaft mehr, Fortpflanzung und Erotik waren entkoppelt. Der Vatikan heulte auf. Eine Vielfalt von erotischen Begegnungen war nun außerdem möglich: Lesbische Frauen stellten sich der Öffentlichkeit, homosexuelle Männer bekannten sich zu ihren Neigungen. Selbst Abtreibung trat aus den schmutzigen Hinterzimmern der Engelmacher ins Licht der Öffentlichkeit. »Mein Bauch gehört mir«, skandierten die Frauen, die mit weißbemalten Gesichtern für die Legalisierung der Abtreibung kämpften.

Das Eis war gebrochen, Menschen gewannen mehr physisches Vertrauen zueinander, und ich persönlich glaube, daß dadurch tatsächlich viele autoritäre Strukturen aufgeweicht worden sind. Die erotische Kommunikation –

Berührung, Düfte, Verschmelzung – ist tiefer als Worte. Sie schafft ein körperliches Vertrauen, das mehr bindet als schriftliche Verträge.

Allerdings schoß man – speziell in Deutschland – übers Ziel hinaus. Befreite Erotik wurde zum Muß. Verklemmtheit war ein peinlicher Makel auf dem Gewissen des politischen Weltverbesserers. Manche Männer dachten praktischer, sie nützten die Welle aus, um zögernde Mädchen zum Beischlaf zu bugsieren: »Komm, du willst doch modern sein! Was zierst du dich denn so!« Gefühle waren verpönt, Bindungssehnsucht galt als bürgerliches Relikt.

In gewisser Weise sind Frauen durch die Pille und die Auflösung der traditionellen Strukturen auch allzeit verfügbar geworden. Äußerliche Schutzmechanismen sind verschwunden, und für Männer ist es leichter geworden, eine Frau kurz mal für Sex zu funktionalisieren, wenn sie nicht selbst auf sich aufpaßt.

»Ich find's so furchtbar, wenn Männer Frauen nur konsumieren. Ich bin doch kein Schnellimbiß wie bei McDonald's. Die Frauen kommen sich heute emanzipiert vor, aber in Wirklichkeit wendet sich das gegen sie, diese sexuelle Freiheit. Die Männer brauchen jetzt nicht mehr zu heiraten, sich anzustrengen. Sie kommen und gehen, und dann dieses Ja, ja, ich ruf dich mal an! Wissen Sie, da bin ich lieber allein – ja, ich hab seit vier Jahren keine sexuelle Beziehung mehr gehabt – als diese Nähe … Und wenn er sich dann nicht mehr meldet, diese schreckliche Einsamkeit, diese Leere! Die ist viel schlimmer!«

Pornographie, Warenwelt und Verdinglichung

Aber wenigstens die Spaltung zwischen Prostitution und Wohlanständigkeit, Hure und Ehefrau müßte ja durch die Aufwertung der Erotik verschwunden sein. Das sollte man glauben, aber leider ist es nicht so. Denn die neue Liberalität wurde schnellstens vom Markt vereinnahmt. Die Plastikwarenwelt triumphierte mit einem neuen Konsumobjekt: Der weibliche Körper wurde feilgeboten. Die Pornographie trat auf den Plan. Tabus wurden gelüftet. Was gestern noch schockierend war, langweilt heute nur noch. *Mann* verlangt nach immer schärferen Reizen. Denn meist sind es die Männer, die kaufen und verkaufen (abgesehen vom Finanzgenie der Branche, TERESA ORLOWSKA, die ihre Gewinne selbst einstreicht), Frauen verdingen sich, Männer verkaufen und kaufen. Es gibt heute eine Flut von Pornomagazinen (ich frage mich immer, wie die existieren können, wer die kauft!): Ballonbusen- und Preßluftbohrersex, der mit fotografischer Treue in allen Einzelheiten wiedergegeben ist, und distinguierter Penthouse-Sex für feinere Herren, wo makellos-geschönte Sexobjekte dem Käufer bestätigen, daß er gebildet und profiliert, vor allem aber ... obenauf ist.

Videos bieten eine Dimension mehr, die Bewegung, und erotische Computer-Programme erlauben dem PC-User, anrüchige Befehle zu erteilen, die dann prompt und willig befolgt werden. Der letzte Schrei sind *virtual realities,* wo das Programm dem Benutzer nicht nur optisch und akustisch, sondern sogar durch gezielte Nervenstimulation den Eindruck vermittelt, er könne innerhalb des vorgespielten Szenarios ein»greifen«. Jeder Durchschnittsverdiener kann sich nun als Pascha von Dutzenden von Sexobjekten verwöhnen lassen.

Auch lebensecht ist die Vermarktung der Sexualität in Massen zu haben. Heroinmädchen gehen auf den Billigstrich, in Eros-Centers reiht sich Zimmer an Zimmer, der Sextourismus in Thailand und auf den Philippinen bietet exotische Billigstware (»Da stimmt das Preis-Leistungs-Verhältnis noch«, sagte ein Freier aus dem Ruhrgebiet).

Und seit der Öffnung der ehemals sozialistischen Staaten werden immer wieder Mädchen illegal in die Länder der Besserverdiener gekarrt.

Es gibt also trotz der Liberalisierung der Erotik, die Frauen für Männer leichter zugänglich macht, ein Heer von käuflichen Frauen und Mädchen. Nicht, daß ich den Prostituierten ihre Einkünfte nicht gönnen würde, aber das Phänomen ist doch irgendwie eigenartig: Die Spaltung setzt sich fort, aber auf einer anderen Ebene. Käufliche Frauen haben mehrere Männer am Tag, die anderen Frauen haben tagelang keinen Mann, vielleicht auch wochen- oder sogar monatelang.

Was bewegt Männer, ins Bordell zu gehen? Eine einfache Rechnung: »Zweimal die Woche eine Hure kommt mich billiger als eine Ehefrau, der ich nach der Scheidung vielleicht sogar noch Unterhalt zahlen müßte!« erklärte ein habitueller Prostitutionskunde. So wenden sich die für Frauen verbesserten Scheidungsgesetze doch wieder gegen sie. Männer heiraten einfach nicht mehr. Schlau, schlau.

Wenn Langeweile im Ehebett herrscht, ist eine Prostituierte immer noch brauchbarer als eine Freundin. Sie wird nicht mit Selbstmord drohen, wenn der Kunde mal ausbleibt. Mit einer Prostituierten können sich Männer also vor dem »Absturz« in gefährliche Gefühlstiefen retten. Sex ohne Liebe, Sex ohne Hingabe, Sex ohne Kontinuität und persönliche Verantwortung ... aber mit Macht; denn wer zahlt, ist der Boß. Er kann sich bedienen lassen und sexuelle Phantasien ausleben, die er bei seiner verehrten Herzeige-Freundin gar nicht erst zu äußern wagt.

Und schließlich sind manche Verwalterinnen des Venusfeldes einfach ungehemmter, grenzenloser und daher besser in Erotik als so manche »normale« Frau. Sie gewähren dem Freier unvergeßliche Erlebnisse, wo ihm

sonst nur Langeweile, Abwesenheit, Verweigerung, Mißtrauen oder Lustfeindlichkeit entgegenkäme.

O schreckliche, o eroslose Zeit – Anspruch und Wirklichkeit

Die moderne Karrierefrau sitzt währenddessen beim Fri-
seur, um für den abendlichen Geschäftstermin gerüstet zu
sein. Sie blickt auf die Uhr, trommelt nervös mit den
Fingern auf die Stuhllehne und schlägt dann eine Frauen-
zeitung auf: Genußvoll zurückgelehnt, liegt dort ein Model
mit weichgezeichneten Umrissen in den Armen eines jugendlichen Liebhabers, ihr Blick ist entrückt, ihre Lippen
leicht geöffnet. Die Journalistin beschreibt eingehend, wie
das ist mit dem Vorspiel und dem Nachspiel, welche
Körperzonen besonders sensitiv sind, wodurch das wohli-
ge Gefühl beim Orgasmus biochemisch entsteht. Orgasmus? Lust? Wann war das zum letzten Mal? Die Leserin
möchte gar nicht dran denken, möchte den Artikel gleich
überblättern. Lust, dieses überströmende Glücksgefühl,
von dem die Autorin schwärmt, das eine Frau erlebt
haben muß, wenn sie nicht ihr Leben versäumen will. Hat
sie alles versäumt?

Sie vergräbt ihre Aufmerksamkeit in den nächsten Artikel: Einer Untersuchung zufolge müssen »weniger hübsche« Lehrstellenbewerberinnen viermal so viele Stellen-
gesuche aufgeben wie »hübsche« Mädchen. Fazit des
Journalisten: Seien Sie hübsch und sexy. Das bringt Ihnen
Vorteile im Beruf! Aber so viele Vorteile dann auch wieder
nicht, denn qualifizierte Frauen berichten einmütig, daß
sie trotz anerkannter Eignung immer wieder an eine »glä-
serne Decke« *(glass ceiling)* stoßen. Um in die oberen
Etagen zu gelangen, müßten sie schon ihren Uterus beim
Pförtner abgeben.

Sie preßt resignativ die Mundwinkel aufeinander, blättert um und wird nun Schlag auf Schlag über das Verhältnis von Eros und Arbeit belehrt. Eine Erfolgstrainerin warnt sie unter Androhung peinlichsten Scheiterns vor »Candle-Light-Dinners mit dem Chef, Geschäftsreisen zu zweit, superkurzen Minis und kokettierendem Augenaufschlag«. Natürlich könne sie ohnehin niemals verhindern, daß ihre berufliche Qualifikation angezweifelt und ihr eine Aufstiegsaffäre angedichtet wird, damit müßten erfolgreiche Frauen nun mal leben. Aber wenigstens solle sie sich zusammenreißen, damit's nur ein Gerücht bleibt.

»Nur waschen und fönen, oder ...?« Sie zieht erleichtert den Ärmel über die Armbanduhr. Endlich ist sie dran. Sie wird den Abendtermin schaffen und frisiert, adrett und makellos auftreten können.

Ist es nicht merkwürdig? Frauen sollen hübsch sein, weil das dem Berufserfolg nützt. Aber gleichzeitig ist Weiblichkeit ein Hinderungsgrund für den Aufstieg. Erst recht, wenn sie ihren erotischen Appeal ausspielen, dann »brauchen sie sich nicht zu wundern«, wenn sie sexuell belästigt werden, und der Aufstieg ist erschwert.

Feministische Frauen haben die traditionellen Schranken der ehelichen Monogamie, die Ausbeutung des weiblichen Körpers in Werbung und Pornographie bekämpft, sie wehren sich heute vehement gegen sexuelle Belästigung am Arbeitsplatz, gegen Zoten und Grapscherei. Aber im Kampf gegen Sexismus wurde das Kind mit dem Bade ausgeschüttet: Frauen definierten sich fundamental *nicht* über Sex (Sex entwürdigt), sie blockierten ihre aprikosenschimmernde, goldleuchtende, vulkanisch-dunkel-glühende Lust, weil sie das Plastikrosa der Pornographie und das Pappdeckelgrau der gewöhnlichen Routinebefriedigung nicht mehr wollten. Sie betonten ihre Selbständigkeit, Leistungsfähigkeit, Sachkompetenz und Karriereorientiertheit, aber das führte auch zu einer Enterotisierung ihres Alltagslebens sowohl im öffentlichen als auch im privaten Bereich.

Manchmal glaube ich, daß dieses Wirtschaftssystem mit seinem atemlosen Streß und seinem Profilierungszwang erotische Entfaltung *erfolgreicher* verhindert als die althergebrachte Zwangsmonogamie. Haben wir überhaupt Zeit für Zärtlichkeit, wenn wir von Termin zu Termin hasten, unsere Leistung immer noch mehr ankurbeln, unsere Karrieren und Zeiteinteilungen planen, unsere persönlichen Erfolgsstrategien im Konkurrenzkampf der Wirtschaftswelt ausarbeiten, um als moderne Frau anerkannt zu sein, die »ihren Mann« steht? Erfolg um jeden Preis?

Für die Männer war es erst recht verwirrend. Sie sind ja auch nicht im Besitz des Steins der Weisen in Sachen Sexualität. Sie wissen oft nicht so recht auf die neue Situation zu reagieren. Ihr Geld, ihre Macht, alles das, worauf sie ihre Potenz und ihren Selbstwert gestützt haben, ist auf einmal nicht mehr gefragt. Eine finanziell selbständige Frau zieht vielleicht einen exotischen Lover vor, auch das nagt am Selbstbewußtsein abendländischer Männer. Zu diesen Identitätsproblemen kommen dann auch Zivilisationsschäden durch Streß, Umweltgifte, Ernährungsfehler und so weiter, die allesamt die Vitalität der Männer dämpfen.

Und so ziehen sie sich zurück in die Unverletzlichkeit. Unverletzlich sind sie zum Beispiel, wenn sie zu Prostituierten gehen. Da werden sie nicht in Frage gestellt. Da werden sie nicht in Diskussionen über die Rechte und Pflichten in einer Beziehung verstrickt. Da werden sie nicht für die Minderprivilegiertheit der Frauen in der Gesellschaft verantwortlich gemacht. Deshalb gehen sie zu Prostituierten. Dort gilt ihr Geld noch was. Ja, es wird zum Symbol für Potenz.

Das Klaffen zwischen erotischer Erwartung und Realität scheint mir heute problematischer als die hilflosen Zoten und Grapschereien verunsicherter Zeitgenossen. Einerseits haben wir alle nur erdenklichen erotischen Möglichkeiten, die Medien quellen von nackten Körpern über, aber wie viele dieser Möglichkeiten werden in beglückenden, freien Beziehungen wirklich gelebt?! Die Entpersonalisierung und Verdinglichung der Erotik hat seit der sexuellen Revolution eher zugenommen, und das ist genau die Verkehrung dessen, was die Avantgarde damals ersehnt hatte. *Erotische Kultur* sucht man vergebens. Fliehende dagegen sieht man überall.

Die Körpersprache der Wollust

Und hier sind wir bereits am Kern der Bauchtanz-»Mission«. Wenn Sie die Beckenbewegungen erlernen und immer wieder üben, erleben Sie die Schönheit Ihres eigenen Körpers in allen Variationen: in Kreisen, Vibrationen, Achterschleifen, Akzenten ... leidenschaftlich, lieblich, sanft, verspielt, kokett. Sie lernen, mit den Hüften zu sprechen. Sie lernen Ihr Becken als unverrückbares Zentrum Ihrer Kraft kennen. Und natürlich strahlt die Energie, die Sie im Becken mobilisieren, in alle anderen Teile Ihres Körpers aus. Sie erobern gewissermaßen Ihren eigenen erotischen Körper, indem Sie all die muskulären Verspannungen auflösen, die Sie in Zivilisationsstreß, Partnerfrustration, Perfektionsstreben, Zeitdruck, Leistungszwang und Schönheitsbesessenheit aufgebaut haben. Sie lernen Teile Ihres Körpers kennen, von denen Sie noch gar nichts wußten.

Und weil Sie nun in Ihrem Becken ruhen und energetisch gesichert sind, können Sie Ihre erotische Ausstrahlung aufleuchten lassen. Der Schwung, mit dem Sie Ihre Haare zurückwerfen, das offene Lächeln, das aus Ihrem Becken kommt, die warme Stimme, die durch Ihren ganzen Körper schwingt, die Gelassenheit in Ihren Handbewegungen, die gazellenartige Sprungkraft Ihrer Fußgelenke, die schlangenhafte Elastizität Ihres Oberkörpers, Ihre stolze Haltung und das glückliche Bewußtsein, daß alle Ihre Körperregionen von innen her lebendig sind ... alles das macht Sie unwiderstehlich erotisch.

Nicht Freiwild, sondern wild und frei

Und dennoch brauchen Sie nicht zu befürchten, daß Sie zum Opfer werden. Erotisches Selbstbewußtsein beeindruckt. Wenn Sie dazu stehen, werden Sie geachtet.

Wenn Sie aber erotisch frustriert oder unsicher sind oder sich schuldig fühlen, warten die Hyänen nur darauf, sich an Ihnen festzubeißen. Ich habe das selbst bei Auftritten erlebt: Als ich nach anfänglicher Schüchternheit mehr Sicherheit gewann, verschwanden anzügliche Bemerkungen wie von selbst.

Natürlich ist Ihre erotische Ausstrahlung im besten Sinne naiv, unabsichtlich. Sie werfen sich nicht in irgendeine Pose, um Eindruck zu schinden, sondern es ist einfach nur Ihr gesteigertes Körperbewußtsein, Ihre innere Lebendigkeit und Lebenskraft, was Sie erotisch macht. Frau sind Sie ja schon. Sie brauchen es nur wahrzuhaben. Außerdem müssen Sie ohnehin mit Erotik nichts bezwecken. Die Ebene der materiellen Bedürfnisse haben Sie ja schon gemeistert. (Oder nicht?) Sie haben das Vertrauen aufgebaut, daß Sie alles bekommen, was Sie brauchen, oder Sie sind finanziell gesichert. Also brauchen Sie Ihren Körper nicht feilzubieten, Sex für Geld oder Sex für Anstellung und Aufstieg ist für Sie kein Thema, und dementsprechend haben Sie keine Angst, als allzu sexy zu gelten. Sie können Ihren Liebreiz spielerisch verbreiten.

Und wenn Ihnen ein Arbeitskollege oder Ihr Überüberüber-Chef gefällt, warum sollten Sie diesem Wohlgefallen nicht nachgeben? Vielleicht werden Sie ihm ein unvergeßliches Erlebnis bereiten, für das er Sie von Stund an achtet und verehrt. Und vielleicht lernen Sie ihn auf diese Weise viel besser kennen als durch irgendein noch so ausführliches Gespräch, vielleicht bauen Sie auf diese Weise auch die innerbetriebliche Hierarchie ab. Wenn Sie es nämlich so verstehen, werden auch Ihre Kollegen und Kolleginnen nicht über Sie lästern, denn dann sind Sie eben keine Auserwählte, sondern Sie wählen selbst aus. (Natürlich ist dies alles auch eine Frage von Macht und Selbstbewußtsein, darauf komme ich im dritten Kapitel zu sprechen.)

Oder wenn die Spannung zwischen Ihnen knistert, wenn in Ihren Horoskopen Mars und Venus aufeinanderfallen und die Sonne drüberwandert, wäre es doch nur Krampf und Lüge, wenn Sie diesem kosmischen Geschehen nicht nachgeben würden. Warum also sollten Sie nicht die Möglichkeit ergreifen, den Alltag zu erotisieren???!!!

Aber natürlich simulieren die Beckenbodenkontraktionen, Beckenbewegungen und Bodentanzfiguren des Bauchtanzes auch ganz konkret den Sexualakt. (Mehr darüber finden Sie in meinem Buch »*Der heilige Tanz, Orientalischer Tanz und Sakrale Erotik*«.) Sie können dadurch erotische Kompetenz gewinnen und den Koitus in allen Variationen gestalten. Aber sagen Sie nicht, das sei hurenhaft, aufreißerisch, servil und nur für den Pascha gedacht. Es ist doch auch Ihre Lust, die hier gefeiert wird.

Erotik ist nicht gegen die Frau, sondern *für* die Frau, auch wenn sie für den Mann ist. Sobald wir selbst erotisch souverän geworden sind und uns aus den oben analysierten entwürdigenden Widersprüchen herausgeschraubt und evolutioniert haben, fühlen wir uns nicht mehr ausgebeutet oder funktionalisiert, sondern können satt und herzhaft bejahen, was zwischen uns und den Männern stattfindet.

Diese erotische Souveränität hilft Ihnen auch, allen Theorien über Erotik grundsätzlich zu mißtrauen. Und da gibt es viele: FREUD betonte, daß durch Sublimation von Libidoenergie Kulturleistungen geschaffen würden. Leider sieht das heute so aus, daß Workaholics sich gegenseitig niederkonkurrieren, damit der Gewinner dann die Landschaft mit scheußlichen Betonklötzen malträtieren kann. REICH meinte, Leute müßten sich erotisch ausleben, sonst gebe es Faschismus, und so ward Erotik zum moralischen Muß für alle, die politisch was von sich hielten. Tierpsychologen referieren über eheliche Treue oder vorwitzige Promiskuität von Gänsen, Mäusen und Affen, und wenn die Wirtschaft stagniert, sind Affen familiär und monogam. Warum? Damit Frauen wissen, daß sie von Natur aus ihre Arbeitsplätze räumen und zurück an den Herd wandern wollen. »Von Natur aus« ziehen Frauen ja auch den sozial stärkeren Mann dem schwächeren vor, den, der sich durchsetzen kann, das »Alpha-Männchen«. Mit ihm wollen sie ihre Gene mischen. Sein Markenzeichen: ein dickes Auto (ohne Rücksicht auf Ozonbelastung). Aber was hat der Mercedes mit den Chromosomen zu tun? In Wirklichkeit werden auf diese Weise Hierarchien zementiert, und der Verdacht drängt sich auf, daß willfährige Schreiberlinge hier bezahlte Werbung betreiben.

Von all diesen Theorien lassen Sie sich also nicht irreführen. Vielmehr werden Sie Ihre individuelle Form der

Erotik finden. Wenn Sie in einer Beziehung leben, können Sie sie hinterfragen, umgestalten, neu erschaffen, indem Sie sich selbst – nicht Ihren Partner! – verwandeln. Und wenn Sie eine neue Beziehung finden, kann sie die seltsamsten Überraschungen bergen. Mit einem anderen Partner wird sich vielleicht auch Ihr erotisches Empfinden verändern. Wer weiß, wie die Sterne stehen, welche Bahnen die Planeten durch Ihr Liebeslager ziehen. Vieles ist möglich: langfristige, kurzfristige, leidenschaftliche, sanfte, phantasievolle, witzige, beruhigende und erregende Liebschaften sind vorstellbar. Vielleicht ist Ihnen nicht nach Sex zumute, und Sie wollen auskundschaften, wie lange Ihr Partner da mitmacht, vielleicht fühlen Sie sich von seiner Bereitschaft, sich hinzugeben, überwältigt. Vielleicht teilen Sie mit Ihrem Partner ein technisches Interesse an Positionen, Atmung und erogenen Zonen. Oder Sie sehnen sich danach, daß er Sie sensibler berührt ... Tadeln Sie ihn nicht, belehren Sie ihn nicht. Es genügt oft schon, daß Sie ihm diese Art der Berührung zeigen, und schon hat er es gelernt.

Gesellschaft braucht Erotik – Lust und Verantwortung

Verstärken und konsolidieren können Sie Ihr positives Verhältnis zu Ihrem Körper und die Freude an Ihrem Körper, wenn Sie zusammen mit anderen Frauen tanzen. Es entsteht ein vibrierendes Energiefeld. Das Bewußtsein der Weiblichkeit wird bei allen anwesenden Frauen gestärkt. Die Energien, die im Becken geweckt werden, steigen durch den Körper nach oben und erzeugen (im Idealfall) ekstatische Begeisterung.

Aber wichtiger noch als die Entfaltung der Erotik an sich ist die Verbindung der Erotik mit den anderen Ebenen.

Vertrauen in die Befriedigung von Bedürfnissen, Überwindung von Machtkomplexen oder Klassenschranken, Klärung und Ausgewogenheit der Gefühle, offene Kommunikation, spirituelle Sensibilität, das sind die individuellen Bedingungen, in die glückliche erotische Begegnungen eingebettet sind.

Und das verändert die Welt. Wenn Sie erotisch zufrieden sind, brauchen Sie keine Ersatzbefriedigungen und Statussymbole. Sie brauchen keine Freßorgien, um satt zu werden. Sie brauchen keinen Leopardenfellmantel, denn Sie sind selbst Tigerin im Bett. Ihr Schmuck ist Ihre Lebendigkeit, Ihre Vitalität, Ihre glänzenden Augen und Haare. Ihr Reichtum sind die Nächte, in denen Sie Begeisterung und Verzückung in engster Berührung teilen.

Und das wirkt sich auch auf die Männer aus. Wer mit solchen Frauen Umgang hat, braucht keine sexistischen Witze zu reißen, braucht sich nicht vor Saufkumpanen stark zu machen, braucht nicht durch Vernaschen und Begrapschen seine Midlife-crisis zu überspielen ... er weiß es besser. Er ist schon da, wo die anderen noch hinwollen, die aber noch hilflos und ohne Führerinnen im dunkeln tappen. Er fühlt sich körperlich akzeptiert.

Denn Sie sind mehr als eine sexuelle Jasagerin oder Neinsagerin. Sie sind kreativ. Sie können Männern klarmachen, daß ihre zerstörerischen »Kulturleistungen« verblassen, wenn sie mit dem Körperglück einer entfalteten Erotik verglichen werden. Symbolische Männlichkeitsbeweise wie der saftige Tritt aufs Gaspedal, der den Motor aufheulen läßt, oder die Konstruktion von Raketen, Schießgewehren, Bomben oder Atomkraftwerken erübrigen sich. Die Männer üben sich im Geschäft der Liebe, nicht in dem des Krieges, das starke Geschlecht beweist sich im Bett und nicht an der Front.

Schönheit

Spieglein an der Wand – Lieben Sie sich?

Und wie ist das mit der Schönheit ... gelten wir doch seit alters als »das schöne Geschlecht«?

Sind Sie schön? Müssen Sie erst zwei- und dreimal überlegen, bevor Sie mit Ja antworten? Oder ärgern Sie sich über die Frage? Oder zucken Sie zusammen und erinnern sich an Situationen, wo Sie sich einer attraktiveren Frau hintangestellt fühlten? Einer jüngeren vielleicht, einer, die blonder oder dunkler, schlanker oder vollbusiger war?

Was kann nicht alles schiefgehen im Paradiesgarten der Schöpfung! Und was kann nicht alles schief stehen! Die Nase zum Beispiel, knuddelig und ein wenig nach rechts verschoben (oh, welch eine Sehnsucht nach dem griechischen Profil!), der Mund hängt auf der linken Seite schief nach unten, oder das Gebiß wird zum Labyrinth, Eckzahn drängt sich gegen Mahlzahn, unübersehbar klafft die Lücke zwischen zwei nicht gerade strahlendweißen Schneidezähnen ...

Und wenn Sie sich in einer langen Schaufensterfront spiegeln, bemerken Sie vielleicht mit leisem Unbehagen, daß Sie nicht wie ein Mannequin auf dem Laufsteg schreiten, sondern eher wie ein Seemann auf schwankendem Achterdeck waten, unsymmetrisch und ausladend ... Die Hüften sind schief! Oder Sie stellen fest, daß Sie notorisch die eine Schulter hochziehen, den einen Arm verkrampfen und so fort.

Oder die Haare! Fallen sie aus? Sind sie zu dünn, zu widerspenstig, zu glatt, zu gekräuselt, oder gar – o Schreck! – grau? Oder haben Sie Hautprobleme: zu blaß, zu dünn, zu großporig oder schon schlaff ... Krähenfüßchen sind ja noch ganz nett, Lachfalten sind erträglich, aber Tränensäcke unter den Augen, tiefe Gräben um die Mundwinkel und die Östrogenmangel anzeigenden senkrechten Rillen über der Oberlippe ... hier beginnt das Grauen!

Und dann natürlich der Speck! Hassen Sie sich, weil Sie »füllig«, »mollig«, »vollschlank«, »zu dick« oder ganz einfach »korpulent« sind?

Hamsterbacken, Doppelkinn, ein überquellender Busen, Speckpolster über den Hüften, das Gesäß schwabbelig, vielleicht auch noch mit Orangenhaut, Wasseransammlung in den Beinen ... oder von allem das Gegenteil: ein kantiges Gesicht ohne weiche Rundungen, ein busenloser Brustkorb, knochige Arme oder Hände, magere Hüften ohne »weibliche« Rundungen – das alles gilt im allgemeinen in unserer Gesellschaft als ernstes Schönheitshindernis! Und die Schönheitsindustrie steht Spalier, um Ihnen zu helfen!

Die Schönheitsindustrie braucht Konsumentinnen!

Die einschneidendsten Schönheitskorrekturen sind auch die teuersten: Eine Nasenkorrektur kostet 5000 bis 7000 DM; wenn Sie sich Fettlagen an Hüften, Bauch und Schenkeln absaugen lassen, so müssen Sie zwischen 5000 und 12 000 DM berappen; Haartransplantationen kosten zwischen 2000 und 10 000 DM; die Brust verkleinern oder vergrößern zu lassen kostet 8000 bis 15 000 DM; großes Face-Lifting zwischen 10 000 und 20 000 DM und die Entfernung von Augenfältchen »nur« 1500 bis 3000 DM. (Ich kenne eine Gesichtschirurgin, die schnippelte am eigenen Augensack herum. Das find ich schon fast wieder heroisch!) Insgesamt geben Deutschlands Frauen jährlich zirka 150 Millionen DM für Schönheitsoperationen aus.

Und dann sind sie schöner. Wirklich? Zumindest fühlen sie sich so ... Aber es könnte auch sein, daß sie nichts mehr fühlen. Eine Wiener Society-Dame, die ihre Nase kürzen ließ, wachte nicht mehr aus der Narkose auf. Sie lag mehrere Monate im Koma und starb dann.

Es kann einiges schiefgehen, wenn Sie das angeborene Schiefe aus der Welt schaffen wollen: Bei Nasenkorrekturen muß oft noch ein zweites Mal nachgemeißelt werden; beim Absaugen von überschüssigem Fett können Blut- und Lymphgefäße verletzt werden, so können Rillen und Löcher entstehen; bei der Transplantation von Haaren können sich Büschel mit kahlen Stellen abwechseln; bei Gesichtskorrekturen wirkt das Antlitz hinterher manchmal maskenhaft unecht, Sie werden zum Zombie; und bei Silikonfüllungen im Busen wurde schon manchmal Krebs- gefahr geortet. (Silikonfirmen wurden zu Entschädigungs- summen von Millionen von DM verurteilt.) Hat Ihr Schön- heitschirurg Ihnen solche Details mitgeteilt, falls Sie einmal einen konsultiert haben?

Wer schön sein will, muß leiden, haben wir oft gehört.

Aber das ist nicht die reine Wahrheit. Wahr ist vielmehr, daß wir das grauenhafteste Leiden für andere Lebewesen erzeugen: Noch immer werden in der Kosmetikindustrie zahllose Versuchstiere gequält. Natürlich, das ist ja für »den« Menschen. Dafür sind Tiere ja da. Glauben Sie das auch? Stellen Sie sich vor, Sie bekommen so lange gewalt- sam Injektionen eingespritzt, bis Sie Krebswucherungen entwickeln, oder Sie werden festgeschnallt, und man träu- felt Ihnen Säure in die Augen! Glauben Sie, Tiere fühlen nichts?

Dabei gibt es Schönheitsmittel – Öle, Duftstoffe, Haar- färbemittel –, die seit Jahrtausenden bekannt sind, und zwar sowohl für ihre Unschädlichkeit als auch für ihre Wirksamkeit. Meinen Sie, daß sie den Herstellern der

Kosmetikindustrie nicht bekannt sind? Natürlich sind sie bekannt, aber es sind so wohlfeile, freundliche, alltägliche Substanzen, daß sich damit kein Geschäft machen und kein Monopol herstellen läßt. Statt dessen werden nach allen Regeln der Chemie neue Substanzen erzeugte deren Wirkung auf den Körper noch nicht erprobt ist. Schadenersatzzahlungen können einer Firma teuer zu stehen kommen, also wird jede einzelne Substanz penibelst getestet: an Kaninchen, Katzen, Meerschweinchen, Affen und Mäusen.

Auch die Ungeheuerlichkeiten in der Pelztierzucht sind ja inzwischen hinreichend bekannt. Doch »Pelz schmeichelt jeder Frau«. Glauben Sie das auch? Oder ist Pelz für Sie das Symbol einer Wildheit und Leidenschaftlichkeit, die Sie in Ihrem Alltag vermissen? Ich sage Ihnen, es gibt auch andere Methoden, die Wildheit in sich zu entdecken! Sie können unbezähmbar werden – ohne Chance für Dompteure!

Die Schönheitsindustrie lebt davon, daß Frauen sich unschön oder nicht schön genug finden. Und zu diesem Zweck werden sie mit makellosen Schönheitsköniginnen und Models konfrontiert, die Zeitungen sind voll von deren glanzvollem, luxuriösem Leben; und allein daß sie in der Zeitung stehen, bedeutet offenbar, daß sie wichtige Persönlichkeiten sind. Aber genaugenommen ist das Persönliche bei diesen Frauen ziemlich reduziert. Denn sie sind ja selbst Verkaufsartikel für die Agenturen, die sie vermitteln und vermarkten. Es wird ihnen nach allen Regeln der PR-Kunst ein attraktives Image verpaßt (das natürlich auch irgendwie glaubwürdig sein muß), und so werden sie zu objektiven Schönheitsstandards apostrophiert, nach denen sich Tausende und Abertausende von Frauen mühsam und neidvoll ausrichten, ohne sie jemals zu erreichen. Und das weckt Haß und Eifersucht. Diese Vorzeige-Schönen haben es nicht immer leicht:

»Ich bin einfach zu schön! Von Frauen krieg ich's immer ab, die sind so neidisch, die glauben, daß ich es besser habe.« – »Sie werden ausgegrenzt?« – »Ja, die erzählen sich, daß ich dumm bin, nichts weiß, sie trauen mir nicht zu, daß ich auch geistigen Tiefgang haben könnte!« – »Und die Männer?« – »Die trauen sich nicht an mich ran.«

Schönheit ist relativ

Was ist Schönheit eigentlich? Wollen wir zuerst mal den Stereotypen den Garaus machen! Wer definiert, was Schönheit ist? Schönheit ist zuallererst relativ!

In Amerika trafen sich einmal eine runde, breithüftige Indianerin mit breiten Wangenknochen und eine überdurchschnittlich lange, dünne Afroamerikanerin mit einer Zahnlücke zwischen den Schneidezähnen. Beide waren schon als kleine Mädchen wegen dieser »Besonderheiten« verspottet worden. Aber als sie die Reise zu ihren Wurzeln antraten, geschahen Zeichen und Wunder: Die Indianerin fand im Hochland von Mittelamerika ihren Ursprungsstamm. Und siehe da: Sie galt mit einem Mal als überaus schön, denn kurz gewachsen und rundum rund zu sein, war dort der Inbegriff weiblicher Vollkommenheit. Welch ein Erlebnis!

Die Afrikanerin fand ihre Verwandten in Westafrika, alle waren sie extrem lang und dünn, so war sie zu Hause unter ihresgleichen. Aber das Beste kommt erst noch: Mädchen mit einer frontalen Zahnlücke wurden dort als weise betrachtet ... denn durch die Lücke könne der Geist aus und ein gehen! (Aus: CLARISSA P. ESTES: »Die Wolfsfrau«, Heyne Verlag, München.)

Auch in unserer Gesellschaft gibt's alle möglichen Kehrtwendungen: Mal ist der ganze Kontinent der Busenmanie verfallen, das war in den fünfziger und Anfang der sechziger Jahre, als Frauen sich in die Brust warfen, BHs ausstopften, tiefe Dekolletés trugen, um SOPHIA LOREN und GINA LOLLOBRIGIDA zu ähneln. Dann war auf einmal knabenhafte Dürre Trumpf, als sich alle für die ausgehungerte TWIGGIE begeisterten. Im allgemeinen gilt bei uns noch immer das Ideal der schlanken, aktiven, hochgewachsenen Frau ... schließlich sind ja die Models alle langbeinig. Aber in letzter Zeit sieht man wieder busenhebende BHs, und es mehren sich die Stimmen, daß auch mollig reizvoll sei. Schließlich solle doch auch das Weibliche nicht zu kurz kommen ... Das ist ein Trend, der von der Bauchtanzwelle wohl mitbeeinflußt wurde ... schließlich ist im Orient seit vielen Jahrhunderten und Jahrtausenden die weibliche Fülle Symbol für Reichtum und Sinnlichkeit.

Um die Jahrhundertwende konnte man sich überhaupt nicht vorstellen, daß eine schwarze Frau schön sein könne, und man bemühte sich um »vornehme Blässe«, die zudem verriet, daß die Trägerin es nicht nötig hatte, im grellen Tageslicht zu schuften. Irgendwann entdeckte man dann die Schönheit der Afrikanerinnen, und auf einmal waren schwarze Models »in« – allerdings meist nur mit geglätteten Haaren. Europäerinnen wiederum hassen ihre glatten Haare und lassen sich Dauerwellen legen, die in den meisten Fällen das Haar schädigen.

Ich saß einmal mit der Mutter eines türkischen Freundes beim Fernsehen. Sie war kugelrund und ausladend, sie mußte sich abstützen, wenn sie vom Sofa aufstand, und ihre Haare waren seitlich an den Kopf geklatscht. Und da flimmerte ein Werbespot für Haarshampoo über die Bildröhre: weiche, seidige Fülle, zartes blondes Feenhaar, das im Gegenlicht schimmerte. Und die Türkin war gerührt!

»Bak, bak, ne güzel!« (Schau, schau, wie schön!) Ich war erstaunt. Wie konnte sie das genaue Gegenteil von sich so neidlos schön finden? Aber ich ahnte des Rätsels Lösung: Die ganze Familie liebte sie. Was sie anordnete, geschah. Ihre Stellung war absolut unangreifbar. Sie wandte keine Schönheitsstereotype gegen sich, und deshalb konnte sie neidlos eine andere Frau schön finden.

Schöner Körper – schöne Seele? Was dringt von innen nach außen?

Spiegelt die äußere Wohlgestalt nicht auch immer eine Schönheit der Seele wider? Das wünscht man sich vielleicht, aber leider ist es nicht immer so. Ich erinnere mich an den Bericht einer Chilenin, die in Gefangenenlagern gefoltert wurde. Sie erzählte von einem wunderschönen jungen Mann, den sie wegen seiner blonden Locken »Angelo« (Engel) nannten. Er war unter den Folterern der brutalste, ein Stein hätte mehr Mitgefühl gehabt.

Oder kennen Sie das Buch »*Das Bildnis des Dorian Gray*« von OSCAR WILDE? Es ist die Geschichte eines Mannes, der schön, immer nur schön ist. Aber nach seinem überraschenden Tod findet man in seiner Wohnung ein Bild, in dem seine ganze schauderhafte Häßlichkeit und seine ekelhafte Gemeinheit verborgen sind. Er hat sie auf diese Leinwand projiziert und so vor der Öffentlichkeit versteckt.

Manchmal haben wir zwei Gesichter: ein öffentliches und ein privates. Das öffentliche gepflegt, kosmetisch behandelt, glatt, konstruktiv, das private dagegen unlustig, abgespannt, neidisch, rachsüchtig und so weiter. Welches ist das wirkliche? (Eine Zen-Frage ... Was ist Wirklichkeit?)

Während eines Gespräches mit einer Esoterikerin kam ich einfach nicht zu Wort. Sie war nicht gewillt, mir ihr Ohr zu leihen. Ich sagte: »Ja«, »Mmmm«, »Genau«, »Ich …«, »Also, das ist sehr interessant, wie Sie das schildern, allerdings …«, »So was Ähnliches hab ich auch mal …«, »Ich verstehe, was Sie meinen, nur …« Weiter kam ich nie, und allmählich wurde ich sauer. Aber plötzlich fiel mein Blick auf den Spiegel in der Ecke, und ich fand mich häßlich. Die Frustration, die sich unausgesprochen in meiner Kehle staute, sprach um so deutlicher aus meinen Gesichtszügen.

So was kann passieren, wenn man »ja« sagt, und »nein« meint, die Spaltung zwischen Empfindung und Handeln, die Unterdrückung und Ablehnung dessen, was wir nicht zugeben wollen, erzeugt Häßlichkeit. Auch wenn wir sexuell frustriert sind, wenn wir den Fluß des Lebens blockieren, sind wir negativ gegen uns selbst. Wenn wir hassen, sind wir häßlich, wenn wir lieben, sind wir schön und liebenswürdig.

Der tunesische Schriftsteller und Sexualpädagoge des fünfzehnten Jahrhunderts Scheich Nafzawi erzählt in seinem Buch »*Der duftende Garten*« folgende Geschichte:

Die Frau war von blendender Schönheit; mit einem höchst reizvollen Äußeren verband sich ein beträchtliches Vermögen. Zu gleicher Zeit lebte im Hause ein noch junger Mann, der aber schlecht gebaut und von widerlichem Äußeren war und der kam und ging und Befehle erteilte. Moussa befragte die Frau über diesen Mann und erhielt zur Antwort: »Es ist mein Mann, und für ihn würde ich mich aufopfern.«

»Das ist eine harte Sklaverei, zu der du verdammt bist«, sagte Moussa, »und ich bedaure dich. Welch außerordentliches Unglück, daß diese unvergleichliche Schönheit und diese entzückenden Formen für diesen Mann bestimmt sind, den ich da sehe!«

Doch sie versetzte: »Bei Gott, wüßtest du, wie er mich behandelt, wenn wir allein sind, dann würde sich seine Häßlichkeit in deinen Augen in Vollkommenheit verwandeln.«

Wenn Sie sich selbst also nicht schön genug finden, weil irgendein Knochen verbogen oder irgendeine Fettschicht zu viel ist, dann glauben Sie bloß nicht, daß Sie deswegen weniger Chancen haben, erotische Feierstunden zu erleben. Das hängt von ganz anderen Dingen ab, zum Beispiel davon, ob Sie instinktiv ahnen, wer zu Ihnen paßt und mit Ihnen die innigsten Abenteuer erleben will. Was hilft Ihnen ein ebenmäßiger Apoll, der nur durch Abwesenheit glänzt? Oder einer, dessen Geruch Ihnen auf die Nerven geht?

Und dann müssen Sie wissen, was Sie wollen und ob Sie Ihre eigenen Wünsche überhaupt zulassen. Sie können Schönheitskönigin und trotzdem (oder gerade deswegen) verklemmt sein!

Blutjung ist schön ... und gebärfreudig

Die schrecklichste Bedrohung der Schönheit ist natürlich der Prozeß des Alterns. Da sind sich alle einig: Zum Ideal der weiblichen Schönheit gehört auch taufrische Jugendlichkeit. Jeden Morgen beobachten Sie sich argwöhnisch im Spiegel: Ein graues Haar? Das drückt die Laune. Eine Falte mehr? Das Verderben naht.

Bei Männern ist das nicht so. Die werden interessant, wenn das Gesicht in Falten legt. Steilfalten über der Nase verraten »männliche Willenskraft«, Querfalten auf der Stirn lassen auf »denkerische Tiefe« schließen, und eine großporige rauhe Haut ist »männlich schlechthin«.

»Zum Glück haben wir Männer diese Probleme mit dem Altern nicht«, sagte ein mit mir befreundeter Mittfünfziger schmunzelnd und legte sich im Fauteuil zurück. »Wir sind schön bis zum Tod!« Ich runzelte die Stirn. »Schau dich doch in einem Kosmetikladen um!« fuhr er fort. »Alles nur für Frauen: hier ein Sälbchen, dort was zum Straffen, gegen absackende Lidfalten, Orangenhaut ...« – »Als ob Männer das nicht hätten!« wandte ich ein. – »Ja, aber bei uns macht es nichts aus!« sagte er mit diebischer Freude. »Wir können ausschauen, wie wir wollen!« – »Eigentlich ungerecht!« sinnierte ich mißvergnügt. – »Tja, das waren eben schlaue Männer, die auf die Idee gekommen sind, Schönheit zu definieren ... und die Frauen machen ja mit!« konkludierte er in der Fülle seines Triumphes.

Warum sind wir hier so benachteiligt? Warum müssen wir uns abmühen, mit vierzig wie zwanzig auszusehen, mit sechzig wie vierzig?

Auch dafür gibt es soziologische und historische Gründe: Wenn patriarchalische Männer Ehefrauen nur als Nachwuchsgebärerinnen für ihren eigenen Stamm und Namen betrachten und wenn sie zudem so viele Kinder wie nur möglich zeugen wollen, werden sie natürlich keine weise, humorvolle, charmante Frau mittleren Alters wählen, sondern ein möglichst junges Mädchen.

Blutjung muß sie sein, damit sie in dreißig fruchtbaren Jahren dem Gatten viele Söhne schenken kann. Der Körper zählt: zarte Haut, elastisches Bindegewebe, weiße Zähne ...

Blutjung ist schön. Falten dagegen bedeuten nicht Reife, sondern biologische Unbrauchbarkeit. Und da der zeugungswillige Mann über Geld, Boden und Schafherden verfügt, ist seine Wahl verbindlich. Ältere Frauen mit Falten gehen leer aus, bleiben zurück, belasten ihre Familie, werden deshalb gehaßt, hassen sich selbst ... und sind häßlich.

Dieses jugendliche Schönheitsideal wurde von Viehzüchterpatriarchen geprägt und hat sich über alle patriarchalischen Gesellschaften verbreitet. Auch wir lassen uns davon noch tyrannisieren, obwohl wir in einer technisch-industriellen Zivilisation mit Gleichberechtigungsanspruch leben und uns längst nicht mehr über Gebären definieren! Für uns ist das Spektrum größer geworden, für uns zählen auch erotische Kompetenz, partnerschaftliche Fähigkeiten, berufliche Qualifikationen und menschliche Reife! Und all diese Schätze sammeln Frauen ja erst im Laufe der Zeit, in Jahren und Jahrzehnten!

Bei den drei letztgenannten Charakteristika werden alle sofort zustimmen. Aber was ist mit Erotik? Ist eine Frau ab vierzig oder »schlimmstenfalls« nach den Wechseljahren noch erotisch attraktiv? Hat nicht Erotik auch etwas mit Jugendlichkeit zu tun? Denn so wird es uns ja durch die Medien suggeriert. Die meisten Traumpaare in den Kommerzfilmen bestehen aus einem erfolgreichen, mächtigen Mann in den »besten Jahren« (dem modernisierten Viehzüchterpatriarchen) und einer jungen, glatten, gut geschminkten Frau (einer modernisierten Gebärbraut, die inzwischen schon rauchen und Auto fahren darf). Die erotische Attraktivität wird also noch immer über den Leisten der Gebärfähigkeit geschlagen.

Die Steigerung der Liebeskraft: Alter und Weisheit

Aber Erotik hat eben nicht unbedingt etwas mit Gebären zu tun, auch wenn der Papst das gerne so hätte. Erotik ist auch viel mehr als das, was in Filmen irgendwo zwischen verliebten Blicken und prallem Sex angesiedelt wird.

Erotik ist das Erlebnis der Vereinigung von weiblichen und männlichen Kräften in ihrer ganzen Vielfalt. Und dieses Erlebnis können Sie auch dann haben, wenn Ihre

Eierstöcke keine Eier mehr zur Reife bringen. Auch dann können Sie sich an Düften, Berührungen, Blicken berauschen, können Sie Ihrem Partner Geborgenheit in Ihrer Innenwelt bieten, können Sie seine physische Energie zu geschmolzenem Gold spiritueller Ekstase transformieren. Auch ohne Eireifung können Sie alle möglichen interessanten Positionen oder erogenen Zonen erkunden und sich eingehend mit dem Körper und der Seele Ihres Partners befassen.

Ich kenne eine siebzigjährige Frau, die nach dem Tode ihres Mannes eine Liebschaft mit einem Fünfundzwanzigjährigen begann. Das dauert nun schon mehrere Jahre, und beide sind sie dabei quietschvergnügt. Sie inszeniert sich mit jovialer Wohllaunigkeit, er verehrt sie hingebungsvoll mit Leib und Seele. Und er fühlt sich wohl dabei. Sie gibt ihm Sicherheit. Seither gelingt ihm alles viel besser in der Außenwelt. Er hat seine Schüchternheit abgelegt. Sie sagt, sie wird ihn eines Tages loslassen müssen, und sie bereitet sich innerlich auf diesen Augenblick vor – aber er wird sie nie vergessen.

»Als ich noch Sannyasin war«, erzählte mir eine Freundin, »hab ich oft mitgekriegt, wie vierzig-, fünfzigjährige Therapeutinnen einen ganzen Kometenschweif von jugendlichen Verehrern mit sich zogen. Diese Frauen hatten eine Power! Und Gelassenheit. Die waren erotisch voll da, und die Jungen waren fasziniert!«

Auch hier wieder: Auf das Selbstbewußtsein kommt es an, nicht auf die Antifaltencreme von Firma xy! Ist nicht eine ältere Frau, die weiß, wer sie ist, die keine Machtspiele braucht und sich von Partnerproblemen nicht aus der Fassung bringen läßt, als Freundin und Partnerin interessanter als eine junge unerfahrene, die noch um ihre Identität kämpft?

In Japan hat es immer wieder alte Kurtisanen und

Geishas gegeben, die bei den Männern sehr beliebt waren. Offenbar verfügten sie über Qualitäten, die den jüngeren noch nicht zu Gebote standen. Vielleicht waren es erotisches Raffinement, ästhetische Eleganz, Gelassenheit und Humor oder eine Menschen- und Männerkenntnis schon auf den ersten Blick, die durch langjährige Lebens- und Liebeserfahrung geschärft war.

Es spricht biologisch nichts dagegen, daß junge Männer ihre ersten Liebschaften mit älteren Frauen erleben. Im Gegenteil! Denn die erotische Erlebnisfähigkeit der Frauen nimmt mit steigendem Alter ja zu, und nach den Wechseljahren entfällt auch die Angst, schwanger zu werden, was eine tiefere Hingabe zuläßt. Eigentlich ist die umgekehrte Proportion – alter Mann, junge Frau –, die im Patriarchat eher akzeptiert wird, biologisch abwegig, nimmt doch die Potenz des Mannes mit den Jahren eher ab. Seine Falten also müßten ihn erotisch unattraktiv machen.

Und selbst wenn's um Fortpflanzung geht, ist es nicht nur das Alter der Frau, das die Vitalität und Gesundheit des Kindes bestimmt, sondern auch das Alter des Mannes. Aber das Sperma des Mannes zu thematisieren, ist mehr oder weniger tabu!

Warum haben ältere Herren mit grauen Schläfen trotzdem gute Chancen, eine Schönheitskönigin in ihr Heim zu entführen? Weil sie nach Jahren des Konkurrenzkampfes und der Berufstätigkeit in die höheren Gehaltsgruppen aufgestiegen sind und selbst noch in der Pension gut genug gestellt sind, die materiellen Bedürfnisse einer jungen Frau zu befriedigen. Alte Frauen dagegen sind statistisch gesehen arm! Sie haben wegen der Unterbrechung ihrer Berufstätigkeit und geringerer Berufsqualifikation kleinere Gehälter und ärmliche Pensionen. Deswegen haben sie normalerweise auch geringere erotische Chancen. So einfach ist das!

Einige berühmte Gegenbeispiele können dies nur belegen: Die schwerreiche LIZ TAYLOR darf sich auch jenseits der Sechzig einen jungen Lastwagenfahrer als Ehemann nehmen; die berühmte Chansonnière EDITH PIAF hatte noch in ihren letzten Lebensjahren einen jungen Liebhaber. (Der spekuliere doch nur auf ihr Geld, hieß es.) Und MOHAMMEDS erste Ehefrau CHADIDSCHA war über vierzig, als sie den Fünfundzwanzigjährigen heiratete. Sie war eine reiche Frau in Mekka, er dagegen ein armer Waisenknabe.

Zum Glück für beide Geschlechter haben wir Frauen heute bessere Chancen, Geld zu verdienen und unser soziales Umfeld zu gestalten, als noch vor einigen Jahrzehnten. Und deshalb entwickelt sich langsam ein neues Frauenbild. Gefragt ist nicht mehr taufrische Jugendlichkeit und puppenhafte Unerfahrenheit bei der Braut oder klaglose Pflichterfüllung bei der Ehefrau und Mutter. Vielmehr nehmen nun Erfahrung, Humor, Kreativität, Selbstbewußtsein und Weisheit mehr Platz ein.

Es gibt also keinen Grund für Zusammenbrüche, wenn Sie Falten und graue Haare entdecken oder in die Wechseljahre kommen. Das verändert nichts an Ihrer persönlichen und erotischen Attraktivität. Es ist vollkommen absurd, wenn wir uns auch jetzt noch, in einer Zeit der Überbevölkerung, von den gebärfreudigen Schönheitsidealen einer patriarchalischen Viehzüchtermentalität leiten lassen.

Glückliche Organe, glückliche Seele

Wie gehen wir mit »Schönheit« um, nachdem wir nun wissen, wie relativ sie ist, wie sehr sie von Interessengruppen und kulturellen Gewohnheiten bestimmt wird? Ich sehe nur ein Kriterium für »Schönheit«, das ich gelten lassen kann: das seelische und körperliche Wohlbefinden. Und das hat viele Aspekte, Formen und Farben – auch recht überraschende und veränderliche.

Die traditionelle chinesische Medizin nennt einige davon: Eine extrem rote Gesichtsfarbe zeigt Herzbeschwerden an; ein kalkweißer Teint deutet auf eine Tendenz zu Trauer und Lungenstörungen hin; dunkle Ringe unter den Augen und dünne, schwache Haare weisen auf Nierenprobleme hin, übermäßige Körperfülle oder auffallende Magerkeit zeigen, daß das »Erdelement« – vertreten durch Magen und Bauchspeicheldrüse – gestört ist, daß die Betreffenden sich zuviel Sorgen machen, sich ungesichert fühlen. Wenn die Iris der Augen unter den Oberlidern hängt, anstatt genau in der Mitte zwischen Ober- und Unterlid, so zeigt dies einen Zustand mentaler Schwäche und Entrücktheit an. Steilfalten auf der Stirn verraten Leberprobleme (oder lichtempfindliche Augen), unregelmäßige waagrechte Falten auf der Stirn lassen vermuten, daß die Betreffenden Dinge, die sie beginnen, vorschnell wieder abbrechen und so weiter.

Auch körpersprachlich läßt sich vieles ablesen: Ein gebeugtes Rückgrat zeugt von Unterwürfigkeit, Hoffnungslosigkeit oder Müdigkeit; ein angespanntes Hohlkreuz weist auf Autoritätsprobleme, Angst oder sexuelle Hemmungen hin; plötzliche, harte Bewegungen sprechen von Unrast, Ungeduld und seelischer Härte; eine unreine Haut hat vielleicht »böses Blut« als Ursache – jedenfalls ist zuviel Gift im Körper.

Die Störungen der äußeren Erscheinung sind gleichzeitig auch Störungen der Körpervorgänge und des Wohlbefindens. Und hier können wir uns sinnvoll um Schönheit bemühen. Was uns guttut, unsere inneren Organe streichelt und balanciert, trägt ganz automatisch auch zu unserer Schönheit bei!

Lebendigkeit, suggestive Bewegung und Spontaneität

Hier hilft uns wieder der Bauchtanz! Ich meine nicht die zuckrigen, bonbonfarbigen Kostüme, das Abend-Make-up, die gefälligen Posen und falschen Locken, vielmehr geht es um die Bewegung. Durch Bauchtanzbewegungen werden Sie geschmeidig und gewandt. Sie wecken schlafende Energien, die von den Füßen und Fußgelenken bis zum Scheitel, bis zu den Fingerspitzen fließen. Aus Ihrem Lächeln spricht ein weiches, starkes Becken, Ihre Haare werden glänzender und kräftiger, Sie scheiden Schlacken aus, helfen Ihren inneren Organen bei der Entgiftung. Sie verjüngen sich!

Wenn Sie die Arme weit öffnen, öffnen Sie Ihr Herz, wenn Sie Ihre Handbewegungen verfeinern, entwickeln Sie Ihre Zärtlichkeit. Wenn Sie mit dem Oberkörper vibrieren, wird Ihre Ausstrahlung zu einem heiteren Lachen … und all das macht Sie schön!

Es sind die Übergänge, die Verwandlungen, das jähe Einfließen des Bewußtseins in einen zuvor blockierten oder nur mechanisch funktionierenden Körperteil, was zum Erlebnis der Schönheit führt. Rechnen Sie immer und überall mit Verwandlungen … in sich und in Ihrer Umwelt!

Ein munteres Gewitter, ein Zornausbruch mit Fußstampfen, ein Heulanfall mit Rotz und Tränen ist anmutiger und wahrhaftiger als eine chronisch kontrollierte Fassade, die ja nur Angst und Unehrlichkeit verbirgt. Schließlich sind wir kein Stilleben, keine Säulensteherinnen, sondern wir sind wandlungsfähig, kommunikationsfähig, unsere Körpersprache verrät die Intensität unseres inneren Erlebens. Mit anderen Worten: Mut zu Ihrer eigenen Echtheit macht Sie schön! Ich selbst finde mich dann am schönsten, wenn ich mich nach einer seligen orgiastischen Vereinigung – innen glühend, außen weich und aufgelöst – unversehens im Spiegel erblicke.

Vice versa

Wir sollten uns also nicht auf diesen entwürdigenden »Schönheits«-Kult einlassen, sondern unsere Lebendigkeit, unser Körperglück voll ausleben. Dann kommt Schönheit von selbst. Denn Glück ist einfach schön!

Das Geld, das Sie für eine Fettabsaugung der Oberschenkel investieren würden, legen Sie besser in Bauchtanzkursen oder Massagesitzungen an. Die Zeit, die Sie für alle möglichen kosmetischen Manipulationen brauchen, verwenden Sie besser für süße Begegnungen mit Ihrem jugendlichen Liebhaber. Ihre Herzlichkeit ist wertvoller für ihn als Ihre ästhetische Angepaßtheit. Wenn Sie selbst mit sich im reinen sind, können Sie Männern viel Weisheit mit auf den Weg geben.

Aber wenn es sein muß, dürfen Sie ruhig ein wenig bissig sein. Wenn Sie auf stereotype Vorurteile treffen, können Sie doch den Spieß einmal umdrehen: »Wie war das noch mit dem Bierbauch und dem Haarausfall und dem Specknacken und der grauen Haut ... und ... und ...?« Machen Sie Männer darauf aufmerksam, daß auch sie etwas für ihre körperliche Attraktivität tun können. Tantrische Beherrschung der Sexualität und Fruchtbarkeitstänze aus dem Luna-Yoga machen aus lustlosen Stubenhockern virile, lebendige ... Männer!

Und dann sollten wir vielleicht mal ein Wörtchen über die Männermode verlieren. Ist dieses administrative Grau, Braun und Blau wirklich der Weisheit letzter Schluß? Könnten Männer nicht auch einmal etwas Sinnlichkeit und Sex-Appeal zulassen? Oder hieße das Macht abgeben?

DRITTES KAPITEL

Sonnenglut und Herdfeuer: Machtstreben und Selbstachtung

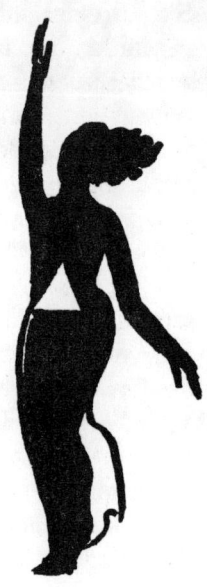

Die Kraft der Verdauung

Und wieder klimmen wir eine Stufe höher und gelangen nun zum Oberbauch, der Region über dem Nabel und zwischen den beiden Lungenflügeln. Versuchen Sie, ein Gefühl für diesen Bereich zu bekommen! Spüren Sie, daß der Oberbauch eigene Muskeln hat, die unabhängig von denen des Unterbauchs funktionieren? Ziehen Sie diese Muskeln ein: Das ist ein Gefühl, als ob Sie sich übergeben müssen, die Magengrube zieht sich nach innen. Und dann lassen Sie wieder los. Anspannen und Loslassen. Diese Unabhängigkeit von Ober- und Unterbauch ist für die meisten Menschen ziemlich ungewohnt, aber sie kommt sowohl im Yoga als auch im Bauchtanz vor.

Vielleicht richten Sie sich bei dieser Übung ganz unwillkürlich im Rückgrat auf ... und bemerken jetzt erst, daß Sie ein wenig bucklig gesessen oder gestanden sind. Wenn Sie auf dieser Ebene »geknickt« waren, haben Sie die entsprechenden Organe gequetscht und gedrückt: Magen, Milz, Leber, Galle, Dünndarm – Organe, die Äußeres verwandeln, um es dem eigenen Inneren anzupassen, einzufügen und zu verwerten.

Selbstachtung oder Minderwertigkeitsgefühle?

Wie schätzen Sie sich selbst ein? Sind Sie selbstbewußt, durchsetzungsfähig oder eher schüchtern, zurückgezogen? Hat es etwas damit zu tun, daß Sie eine Frau sind? Haben Sie sich als Kind in Ihrer Mädchenrolle wohl gefühlt, oder glaubten Sie, daß nur Jungen ein interessantes, lebenswertes, geachtetes, perspektivenreiches Leben haben? Wollten Sie ein Junge sein? Haben Sie sich männliche Verhaltensmuster abgeschaut? Haben Sie das Weibliche in sich hassen gelernt?

Wie reagieren Sie auf diskriminierende Bemerkungen, die sich auf Ihr Frausein beziehen? Daß Frauen durch Menstruation und Schwangerschaft »gehandikapt«, durch ihre Gefühlsgebundenheit unobjektiv, für höhere Positionen ungeeignet und zu Genialität und kreativem Höhenflug unfähig seien? Finden Sie's blöd, und halten Sie denjenigen, der das sagt, für gestört, uncharmant oder unfair? Oder bemühen Sie sich, das Gegenteil zu beweisen? Das heißt: Sie arbeiten um so härter, bilden sich mit Feuereifer weiter, zeigen, wo immer Sie können, daß Sie's besser wissen, kämpfen verbissen um einen Aufstieg, konkurrieren mit Männern um Vorzeigeleistungen ... und bemerken dann plötzlich, daß Ihnen das weder mehr Geld noch mehr Achtung, noch mehr Liebe, sondern nur das Etikett »Mannweib«, »Karrieristin« oder »egobesessene Emanze« einbringt? Wenn's um die Neubesetzung eines Postens geht, wird dann doch der männliche Bewerber vorgezogen. Kein Wunder – er hat ja eine Familie zu ernähren. Nein, er tut's nicht aus persönlichem Ehrgeiz wie Sie, bei ihm ist es Verantwortungsgefühl.

Wie reagieren Sie, wenn Sie sexuell belästigt oder sexistisch diskriminiert werden? Lassen Sie sich begrapschen? Dumm anreden? Sagen Sie »ja«? Weinen Sie heimlich? Sind Sie wie gelähmt? Tun Sie, als hätten Sie's nicht gehört? Haben Sie Angst, als »widerborstige Emanze« zu gelten, wenn Sie sich wehren? Oder schlagen Sie sofort zurück? Kündigen Sie? Machen Sie ihn lächerlich? Zeigen Sie ihn an? Fühlen Sie sich ständig als potentielles Opfer männlichen Fehlverhaltens? Ist Feminismus Ihre Hoffnung?

Oder finden Sie, daß dieses ganze »Geschrei« überflüssig ist? Hegen Sie eine Abneigung gegen Karrierefrauen oder Feministinnen? Finden Sie, daß Frauen sich nicht so wichtig machen sollten? Vielleicht genügt es Ihnen ja, Ihren Mann auf dem Weg nach »oben« anzuspornen oder sich gleich einen »hochgestellten« Mann zu angeln? Vielleicht treiben Sie Ihre Kinder zu Höchstleistungen an?

Aber möglicherweise sind das alles abstrakte Fragen für Sie, vielleicht haben Sie Ihre eigenen Mittelchen, sich durchzusetzen, vielleicht beherrschen Sie die Kunst der fein gesponnenen Intrige, vielleicht kämpfen Sie mit den »Waffen der Frau«, rücken Ihre Sinnesreize ins rechte Licht oder erreichen Ihre Ziele mit gespielter Hilflosigkeit? Oder finden Sie die Genugtuung Ihres Machtstrebens in der Mutterrolle? Wissen Sie immer »am besten«, was gut für Ihre Kinder ist, selbst wenn diese schon längst erwachsen und selbständig sind?

Nahrungsverwertung und Selbstwert

Auf dieser dritten Ebene geht es um die Erschaffung des eigenen Selbstwertgefühls. Hier sind Organe beheimatet, die körperfremde Substanzen – die Nahrung – in Stoffe umwandeln, die zum Aufbau von körpereigener Substanz verwendet werden können. Genaugenommen beginnt dies natürlich bereits durch das Kauen und die Speichel-absonderung im Mund. Die Ebenen sind nicht getrennt zu denken. Durch die Magensäure nun werden komplexe Substanzen aufgespalten, Leber und Nieren haben Entgif-tungsfunktionen, im Dünndarm werden brauchbare Sub-stanzen weiter aufgespalten und in den Blutkreislauf über-nommen. Was für den Körper wertlos ist, wird zum Dick-darm weiterbefördert. Wenn all diese Prozesse harmo-nisch vonstatten gehen, bleibt die chemische »Identität« des Körpers erhalten.

Dieses Wechselspiel von Fremdem und Eigenem findet auch auf psychischer Ebene statt, von außen ist das an der Körpersprache zu sehen. Beobachten Sie sich selbst! Wenn Sie in der Magengegend zusammensacken, wenn Sie Ihre Eingeweide einquetschen, wenn Sie in dieser Zone geknickt sind, wird man glauben, daß Sie unsicher, verschüchtert sind, daß Sie sich unterlegen fühlen, daß Sie ein ängstliches »Ja, ja« aus eingeklemmtem Zwerchfell hervorquetschen, wenn Sie eigentlich ein trotziges »Nein, nein!« ausstoßen möchten. Wenn Sie dagegen betont aufrecht stehen, indem Sie die hinteren Taillenmuskeln, also die Nierengegend, anspannen und das Kinn aufrecken, dann wirkt das auf andere eher herrisch. Man könnte sich fragen, ob Sie denn tatsächlich so wichtig und mächtig sind, wie Sie tun, und man fühlt sich vielleicht dazu provoziert, Sie »niederzumachen«. Denn im allgemeinen stehen Frauen nicht so selbstbewußt in der Welt.

Bei Männern sieht das schon anders aus. Die sind nämlich ganz stolz auf ihren »Bierbauch«, sie fühlen sich oft stark und sicher genug, ihre Weichteile ungeniert loszulassen. Da wird nicht mehr um Anerkennung gekämpft, denn der Sieg ist ja schon errungen (die Posten verteilt, die Gehaltserhöhung eingesteckt, ein neues Marktsegment erobert, die Mitarbeiterinnen und Kollegen am richtigen Platz eingesetzt). Wenn einer den Bauch so selbstverständlich rausstreckt, als sei er der »Nabel der Welt«, wird er meistens als »jovial« empfunden. Dieses Wort leitet sich von dem Planeten »Jupiter« ab, der in der Astromedizin für die Leber steht, aber auch für gesundes Selbstwertgefühl und Optimismus. Das weibliche Pendant kommt seltener vor, ich habe es eigentlich nur bei russischen oder afrikanischen Frauen gesehen: Frauen, die zutiefst von der Bedeutsamkeit ihrer Mutter- oder Großmutterrolle erfüllt sind, die wie eine *Magna Mater* im Zentrum ihrer Kraft sitzen und ihrer Umwelt erklären, was getan werden muß.

Für uns gilt eher die Devise: Bauch einziehen! Und gemeint ist sowohl der Ober- wie auch der Unterbauch. Vor einigen Jahrzehnten waren sogar noch Nylonkorsetts gebräuchlich, um dem Körper »Form« zu geben. Auch durch das Tragen von hohen Stöckelschuhen wird diese Region unnatürlich angespannt.

Selbstwert und Machtstrukturen

Wenn es Individuen oder Gruppen in einer Gesellschaft verwehrt wird, ein »gesundes«, balanciertes Selbstwertgefühl zu entwickeln, kommt es zu der Erfahrung von Macht und Schwäche. Wer von sich selbst nichts hält, kann sich nur schwer durchsetzen, wird deshalb vielleicht besonders aggressiv reagieren, sich damit noch mehr ins Abseits stellen, sich beleidigt zurückziehen, überhaupt die Flucht ergreifen und sich als schwach, ohnmächtig, hilflos, unterlegen empfinden.

Und nun erscheinen Frauen im Volksmund als das »schwache Geschlecht«, und in der Dichtung heißt es: »Frailty, the name is woman!« Bezieht sich das auf die Muskelkraft, oder soll es mit unserem Selbstwertgefühl zu tun haben? Worauf beruht Schwäche, worauf beruht Macht?

Macht ist die Chance, durch geeignete Methoden, Mittel und Strategien die eigenen Bedürfnisse, Wünsche, Vorstellungen, Ziele durchzusetzen – wenn notwendig auch *gegen* andere. Wenn zwei Männchen miteinander rivalisieren und ihr Imponierverhalten auffahren, dann wird irgendwann eines von ihnen als Sieger zurückbleiben, während das andere das Feld räumt. Aber abgesehen von körperlicher Überlegenheit gibt es noch viele andere Machtmittel: etwa die Androhung von Entzug materieller Güter wie Geld, Arbeitsvertrag, Grund und Boden, Erbschaften und sogar Nahrung. Auch Erotik und Gefühl kann machtbewußt eingesetzt werden, und durch rhetorische Tricks, Unwahrheiten und Ideologien können Menschen auf sprachlicher Ebene manipuliert werden.

Aber wir sind auf dem Holzweg, wenn wir das Machtgefälle nur individuell – physisch oder psychisch – betrachten. Denn wir sind in eine bereits existierende Struktur hineingeboren. Wir ahmen einfach das Verhalten unserer Umwelt nach, und dabei ist uns gar nicht bewußt, daß wir uns nach den Regeln einer schon bestehenden Machtstruktur richten. Es erscheint uns natürlich. Wären Sie beispielsweise in Indien als Chandala geboren, so würden Sie sich hüten, mit Ihrem Schatten (!) einen Brahmanen zu »verunreinigen«, denn er dürfte Sie nach brahmanischem Gesetz dafür auf der Stelle töten. Hierzulande werden Sie als Angestellte Ihren Chef nicht einfach unterbrechen. Sie hören zu und behalten Ihren Kommentar für sich. Sie werden ihm auch nicht vertraulich »von oben herab« auf die Schulter klopfen. Denn er steht ja »über« Ihnen. Und das kommt Ihnen ganz selbstverständlich vor.

Macht und Materie (Verbindung der Ebenen 1 und 3)

Natürlich sind materielle Ressourcen – ein dickes Polster auf dem Sparkonto, Aktien, Häuser, Grundstücke, Autos, sogar volle Kühlschränke oder Kornspeicher – eine verläßliche Basis, um den eigenen Selbstwert zu behaupten. Ein voller Bauch läßt sich gerne streicheln.

Wer über Kapital verfügt, kann Arbeitskräfte einstellen, produzieren, verkaufen, Gewinne einstreichen, noch mehr Arbeitskräfte einstellen ... und immer reicher werden. Expansion. Er kauft sich Seeufer, Leibwächter, PR-Manager, die für ihn werben, Politiker, die ihm noch mehr Gewinnchancen zuschanzen ... und so geht es weiter, solange der Markt es zuläßt. So entsteht Macht durch Materie.

Und auch wer formale Macht hat, kann Reichtum ansammeln: Politiker etwa, die sich gerne kaufen lassen, wenn Lobbyisten an die Tür klopfen. Und wer »gesundes« Selbstvertrauen ausstrahlt (durch die richtige Haltung und Mimik), dem wird man eher Kredite anvertrauen als einem, der im zerschlissenen Mantel notleidend von einem

Fuß auf den anderen tritt. Und wenn jemand so »jovial« auftritt, wird man es auch nicht wagen, ihm niedrige Honorare anzubieten.

Aber wer selbst nichts hat, kann auch niemanden bezahlen, um seine Dienste in Anspruch zu nehmen. Was er verdient, ist schnell verzehrt. Ein ausgehungerter Dorfbewohner kann einem bewaffneten und gutgenährten Soldaten nicht die Stirn bieten. Es gibt allerdings eine Ausnahme von dieser Dynamik: Wenn Menschen fasten, ist ihr Organismus längere Zeit davon befreit, fremde Substanzen verarbeiten zu müssen. Deshalb haben sie etwa bei einem Hungerstreik, wo es nicht auf physische Kraft, sondern auf mentale Konzentration ankommt, erfahrungsgemäß gute Chancen, ihre Ziele durchzusetzen.

Umgekehrt kann materieller Wohlstand auch zum Instrument werden, um einen Machtanspruch, eine ansehnliche Position in der sozialen Hierarchie darzustellen. Durch das Verlangen und den Erwerb von Statussymbolen wird die Wirtschaft angekurbelt. Ein noch schnelleres Auto, eine noch modernere Einrichtung, eine noch teurere Armbanduhr, eine noch exklusivere Büroausstattung mit noch ausladenderem Chefschreibtisch ... alles das zeigt dem/der verschüchterten Besucher/in, daß da einer ist, der was »darstellt«.

Wogendes Getümmel auf dem Schlachtfeld der Geschlechter (Verbindung der Ebenen 2 und 3)

Angeblich wirkt Macht erotisierend: Weibliches Erschauern unter der erotischen Potenz eines Mannes steigert sich ins Maßlose, wenn dieser über Reichtum und Macht verfügt – was sich an breiten Schultern (oder Schulterpolstern), großen Chefschreibtischen, exklusiven Büroausstattungen, besonders teuren Armbanduhren und besonders schnellen Autos sehen läßt. (Ich erinnere mich an die Aussage einer Journalistin, daß gepflegte Manschetten und zweireihige Anzüge nach wie vor erotisierend wirken.) Stimmt diese Theorie? Oder haben wir es hier mit einer extremen Variante von systemimmanentem Fetischismus zu tun? Ist der Liebesakt auf einem ausladenden, chromverzierten Schreibtisch befriedigender als in einem brüchigen Heuschober, auf dem Rücksitz des Jaguars beglückender als auf ausgebleichten Matratzen? Meiner Erfahrung nach nicht! Der Duft von frischem Heu, Wolken von Jasmin, die ferne Schönheit psychedelischer Musik und Männer, die nicht den Terminen einer teuren Armbanduhr folgen müssen, sondern mit mir im Strom der Zeit schwimmen ... sind unübertrefflich!

Wenn Frauen sich durch Machtsymbole von Männern erotisieren lassen, dann leiden sie unter mangelndem Bewußtsein über gesellschaftliche Zusammenhänge. Denn Machtdemonstrationen sind ein Spiel mit der Ohnmacht anderer Menschen und verursachen statt sexueller Erregung oftmals eher Ekel, Verletztheit, Verzweiflung und Frigidität. Denn es geht dabei ja nicht um gemeinsamen erotischen Genuß, vielmehr wird Erotik eingesetzt, um Macht auszuüben, um sich überlegen zu fühlen. Ein Beispiel sind hochnotpeinliche Grapschereien oder verbale Übergriffe gegen Frauen, wobei als selbstverständlich vorausgesetzt wird, daß Frauen sich nicht wehren. Oftmals sind es die Chefs, die hier von oben nach unten erotisieren, aber auch gleichgestellte Kollegen setzen so ihre Macht durch, und selbst Frauen, die in der Hierarchie höher stehen, werden durch sexistische Anspielungen für untergebene Männer angreifbarer.

Die süffisant gehobenen Augenbrauen, das feiste Lächeln, die schleimige Tuchfühlung, die unmißverständliche Anspielung auf Ihre Figur, die warme Hand auf Ihrer

Schulter ... oder die glasklare Information: »Also Mädchen, wenn Sie sich so zieren, werden Sie im Leben überhaupt nichts erreichen!« Dann werden Statussymbole aufgefahren: überlegene Gelassenheit in der Körpersprache (die er seit seinem letzten Managertraining besser im Griff hat), Erwähnung von Beziehungen, die für Sie wichtig sein könnten, eingehende Schilderungen der Luxusgüter, an denen Sie teilhaben können, wenn Sie nur »ja« sagen ... ausladende Schreibtische, Schulterpolster, schnellere Autos ...

Vergewaltigung ist ebenfalls meist nur vordergründig ein rein sexueller Akt. Es geht auch hier um Machtdemonstration, darum, eine Frau auf ihren Platz zu verweisen, ihr zu zeigen, wer hier das Sagen hat. Und vielleicht muß sich der Vergewaltiger durch diesen Akt selbst beweisen, daß er der Mächtige ist.

Nun gibt es aber Personen, die ihren knisternden Sex-Appeal einsetzen, um damit ihre Ziele zu erreichen ... Männer wie Frauen. Sie fühlen instinktiv, wie und auf wen ihre Reize wirken, sie geben dem armen Opfer einen Vorgeschmack der Wonnen, die es erwarten, und wenn sie es einmal am Haken haben, lassen sie es zappeln wie einen Fisch an der Angel, manchmal nur zum Vergnügen. Sexuelle Hörigkeit kann Menschen zu Dingen veranlassen, die sie sonst nie getan hätten: monatelang auf Sex zu verzichten, weil es nur den einen oder die eine gibt, der/die sie befriedigt; wie ein Roboter zu arbeiten, um das begehrte Objekt zu halten; und notfalls sogar Gesetze zu brechen.

Bei Männern gilt es als Machtbeweis, wenn sie Frauen am laufenden Band ins Bett kriegen. Ein toller Kerl, ein Casanova. Rockstars in hautenger Kleidung und tänzerischer Bewegung jagen die Erregungskurve ihrer jugendli-

chen Fans in die Höhe und vernaschen als gnädige Drauf-
gabe auch noch die Groupies, die sich vor der Garderobe
drängen. Die Inszenierung von hautnaher, ungeschmink-
ter Sexualität ist in diesem Bereich fast schon eine Voraussetzung von öffentlicher Anerkennung.

Natürlich sind Menschen im Augenblick des Sexual-
aktes besonders offen, und wenn man den Kriminalroma-
nen glauben darf, ist das der Augenblick, in dem kaltherzi-
ge, berechnende Spioninnen armen, unschuldigen Männern militärische Geheimnisse entlocken. So entlockte
Dalilah dem Samson das Geheimnis seiner übermenschli-
chen Kraft, so enthauptete Judith den Belagerer Holofer-
nes, so entrang Salome dem Herodes die Erlaubnis, den
Johannes hinzurichten. Bekannte und einflußreiche Kurtisanen, Hetären, Künstlerinnen wie etwa ASPASIA, MATA
HARI oder in gewisser Weise auch MARILYN MONROE über-
ziehen den Rahmen der Macht, der Frauen zugestanden
wird. Und wenn sie es zu auffällig machen, sich zu sehr
einmischen, die »richtige« Ordnung der Dinge verrücken,
so werden notfalls an ihnen Exempel statuiert.

Mit anderen Worten: »Eine Frau sollte ihren Platz kennen.« Manchmal können sich Männer (aber auch Frauen)
einfach nicht vorstellen, daß eine Frau hoch- oder höchst-
qualifiziert ist. Bei einer Podiumsdiskussion wartete alles
auf den letzten Redner. Nervös trommelte der Moderator
mit den Fingern auf den Tisch: »Wo bleibt denn nur der
Doktor Möllemann!« Er hatte übersehen, daß Frau Dr.
Möllemann schon seit einer Viertelstunde neben ihm saß.

Führungsverhalten müssen Frauen, die höhere Positionen erreichen, oft mühsam erlernen. Sie hatten ja kein
weibliches Vorbild in ihrer Familie oder sonstigen Umgebung. Es fehlt ihnen die Selbstverständlichkeit, Leistungen
von Untergebenen, vielleicht auch Männern, einzufor-
dern. Ich erinnere mich an Gespräche mit jungen Män-

nern, die, kaum der Familie entwachsen, mit ungetrübter Natürlichkeit ihre Vorstellung über die Zukunft darlegten: »Ja, und dann brauch ich natürlich eine Sekretärin, die den Kleinkram macht!« Ich erinnere mich aber auch an den Schabernack einer Frau, die »es geschafft« hatte und nun eine leitende Stellung in der UNO innehatte. Sie befestigte – wie gemein! – einen Aufkleber an ihrem Schreibtisch: »Um Karriere zu machen, müssen Frauen doppelt so gut sein wie Männer!« Mit dem Nachsatz: »UND DAS IST SEHR LEICHT!!!« Ihren männlichen Mitarbeitern gab sie damit die Chance, ihren Humor zu beweisen ... etwa nach dem Motto: »Ach seien Sie doch nicht so empfindlich, das müssen Sie doch nicht persönlich nehmen!«

Sind Frauen von Natur aus schwach?

Wie ist das jetzt mit der Männermacht und der Frauenmacht? Sind Frauen von Natur aus das »schwache Geschlecht«, das nachzugeben hat? Sind »mächtige« Frauen ein Unding, eine Perversion der Zivilisation? Oder gab es einmal eine ferne prähistorische »Frauenherrschaft«? Betrachten wir also die natürlichen Fähigkeiten von Frauen:
Frauen können Nahrung gewähren oder verweigern ... als erstes die Milch. Beim Säugling kann es schon Störungen erzeugen, wenn er spürt, daß die Mutter einen Widerwillen beim Stillen empfindet. Im alten Germanien waren Mütter berechtigt, ein Kind auszusetzen und sterben zu lassen, solange es noch keinen Tropfen Milch aus ihrer Brust getrunken hatte. Die Mutter ist durch das Stillen instinktiv an das Kind gebunden, und sie hat das Bedürfnis zu stillen (das nur zu oft von der Krankenhausroutine beeinträchtigt wird). Die Abhängigkeit ist wechselseitig. Das kann also nicht die Basis einer strukturellen Macht sein.
Auch in Zeiten, als Frauen den größten Teil der Nah-

rung sammelten oder anbauten, waren sie zwar selbst souverän, hatten aber kein Monopol auf die Gewährung von Nahrung, denn die Natur war reich ... für alle. Bei Mißstimmigkeiten konnten die Männer immer noch aufs Jagen oder Sammeln ausweichen. Natürlich kann eine Hausfrau heute ihren Kindern drohen: »Dann gibt's heute eben kein Abendessen!« Aber für strukturelle Macht können die nährenden Eigenschaften von Frauen nicht die Basis sein. Das ginge gegen die »Natur«.

Wie steht's mit der Erotik? Haben unsere Steinzeitgroßmütter ihre Hordenbrüder durch Entzug oder Gewährung von Sexualität manipuliert? Das kann durchaus vorgekommen sein, aber es eignet sich ebenfalls nicht als Basis struktureller Macht, denn auch hier war das Vergnügen schließlich wechselseitig.

Falls unsere früheren Vorfahrinnen über echte Macht verfügten, so nehme ich an, daß sie sich die Instrumente dafür ... aus dem Jenseits holten, in Neumondnächten, mit magischen Ritualen, durch Sternenglauben oder beschwörende Ockerzeichnungen an versteckten Höhlenwänden. Wahrscheinlich war es gar nicht so schwer, auf das mystisch-magisch-religiöse Bewußtsein der Männer einzuwirken, denn die Frau schien ja dem Jenseits näherzustehen. Aus ihrem Bauch kamen die neugeschaffenen Menschen hervor. Das war etwas, was Männer nie und nimmer mehr konnten.

Und wie die Kinder von einer Frau, so mußte auch die ganze Natur von einem weiblichen Wesen geboren worden sein. Manche Wildbeuterstämme verehren noch heute eine »Herrin der Tiere«. In Ackerbaukulturen betete man zu einer Fruchtbarkeitsgöttin, die das Wachsen des Getreides gewährte oder versagte. Priesterinnen, die sie auf Erden vertraten, töteten manchmal junge Männer als

Fruchtbarkeitsopfer. Vielleicht haben potentielle Opfer diese Methode angezweifelt, nur um zu hören: »Aber es liegt doch in der Natur des Mannes, daß er geopfert werden will!« Natur ist also immer auch eine Frage der Definition. Letztlich kommt's dann doch auf die gesellschaftlichen Prozesse an. Daß Frauen also von »Natur« aus »unten« sein müßten, davon kann keine Rede sein.

Männermacht – von Natur aus oder historisch entstanden?

Und was hatten die Männer dagegenzusetzen? Waren sie jene Wilden, die Frauen an den Haaren in die Höhlen zerrten und vergewaltigten? Ein Vergleich mit einem Schimpansenvolk, das tief im Dschungel von Zaire ganz ohne Kontakte mit Menschen herumtollt, zeigt: Wenn Männchen es wagen, ein Weibchen zu vergewaltigen, so rotten sich alle Schwestern, Tanten, Cousinen, Mütter und Großmütter zusammen und verprügeln den Missetäter. Er wird geächtet und braucht sich nicht einzubilden, daß sich so schnell wieder ein Weibchen mit ihm einläßt. So kann es auch bei den Urzeitstämmen gewesen sein. Bei der Achtung vor der Gebärfähigkeit der Frauen ist eine regelrechte Vergewaltigungsstruktur, wie wir sie heute haben, eher unwahrscheinlich. Die frühen Menschen waren sicherlich viel weniger gewalttätig als wir heute. Die älteste Kampfdarstellung stammt von etwa 9000 v. Chr. und wurde in Spanien gefunden. Aber noch Jahrtausende später, als es schon feste Ansiedlungen in Europa und Vorderasien gab (um 6000 bis 3000 v. Chr.), existierten Ansiedlungen, wo bei späteren Ausgrabungen weder Befestigungen noch Waffen gefunden wurden.

Das änderte sich nachhaltig, als Viehzucht- und Jägernomaden die inzwischen reichen Ackerbaukulturen überfielen und sich aus diesem Zusammenstoß militaristische Strukturen und hierarchische Herrschaften entwickelten. Es waren tatsächlich »Herr«schaften mit Kriegshäuptlingen und Heerführern an der Spitze. Die Frauen der Besiegten wurden zu (Sex-)Sklavinnen, die Männer umgebracht, kastriert oder als Arbeits- oder Kriegssklaven verwertet. Der Übergang zu diesen Herrschaftsgebilden hatte also mit roher Gewalt zu tun. Später kam dann auch das religiöse Element hinzu: Die Göttin wurde verdrängt, die Lebensfunktionen des Weiblichen wurden immer negativer gewertet. »Unreinheit« wurde erfunden. Unrein war nun Sexualität, Menstruation und Geburt. Die Frau wurde als mißratener Mann betrachtet ... und all das hat natürlich das Selbstbewußtsein unserer Urgroßmütter aufs tiefste untergraben.

Man kann also sagen, daß den Frauen ihre ökonomische, gebärende und religiöse Souveränität entwendet wurde. Und so wurden wir tatsächlich zum »schwachen Geschlecht«, entwurzelt, gebrochen, unserer gesellschaftlichen Funktionen beraubt.

Gleichheit und Geschlechtsverlust

Diese Struktur hielt sich bis ins neunzehnte Jahrhundert (natürlich mit Schwankungen). Dann zog mit dem Kapitalismus die Demokratie herauf. Freiheit, Gleichheit und ... *Brüderlichkeit* wurden ausgerufen. »Alle Menschen werden Brüder!«

Die Schwestern aber wollen's nun den Brüdern gleichtun, doch das weibliche Selbstbewußtsein, die weibliche Energie, das weibliche Kraftfeld ist beschädigt. Wie soll man Geschlecht und Beruf vereinen, Mutterschaft und Karriere ... und all die netten kleinen Phänomene, unter denen Frauen *und* Männer heute leiden? So röhren Frauen unter Aufbietung aller Kräfte wie Platzhirsche, um sich unter Männern bemerkbar zu machen, zwängen sich in männliche Busineß-Kleidung (als ob die nicht schon bei Männern geschmacklos genug aussehen würde!), lassen sich als Alibifrauen verwenden ... und der Zauber und die Kostbarkeit des Weiblichen gehen flöten.

Eigentlich ist das eine Gemeinheit: Erst werden ehemals weibliche Funktionen in der Gesellschaft von männlichen Würdenträgern übernommen, dann dürfen wir uns wieder beteiligen, aber nur als Assistentinnen und Ministrantinnen, mißtrauisch beäugte Konkurrentinnen ... oftmals unter Verzicht auf weibliche Würde und Kostbarkeit. In gewisser Weise haben es orientalische Frauen da besser, denn sie unterhalten immerhin eine intakte Frauengruppe, die zwar gesellschaftlich eingeengt, aber dafür im Inneren stark ist. Manchmal habe ich das Gefühl, daß orientalische Frauen einander selbstverständlicher und direkter achten und akzeptieren, als wir es noch können.

Weibliche Würde, weiblicher Stolz in Bewegung

Aus diesem Bedürfnis ist die Bauchtanzwelle entstanden. Wir müssen erst noch lernen, uns als Frauen in allen unseren Körperzellen voll zu akzeptieren. Lieben und ehren Sie Ihren eigenen Körper, zelebrieren Sie Ihre Weiblichkeit, wiegen Sie sich im Becken und richten Sie Ihre Wirbelsäule auf. Ziehen Sie den Oberbauch rhythmisch ein und lassen ihn los! Lernen Sie die Bauchrolle, diese Wellenbewegung von Ober- und Unterbauch! Hier sind die beiden Ebenen der Sexualorgane und der »Selbstwertorgane« vereint. Sie können auch isolierte Brustkorbbewegungen machen. Sie wirken nicht nur auf die Herzgegend, sondern auch nach unten, auf die dritte Ebene ein. Und dies geschieht unter anderem durch die Mobilisierung der Gallenblasenmeridiane, die seitlich von der Achselhöhle nach unten verlaufen.

Haben Sie den Mut, mit ein paar Bauchtanzbewegungen vor Freundinnen oder Unbekannten aufzutreten? Die meisten haben Schwierigkeiten, dieses leidenschaftlichbewegte Beckengefühl, die eigene Weiblichkeit so direkt und stolz zu präsentieren. Das Aufrechte, Starke scheint das Weiche, Lustvoll-Empfängliche auszuschließen. Aber wir können lernen, beides zu vereinen. Ein wenig Konzentration, ein wenig Augenmerk, und es gelingt. Und wir werden glücklich selbstbewußt wie jene unbekümmerten, lustvoll lebendigen Brasilianerinnen, die beim Karneval in Rio auf den Straßen tanzen.

Wenn Frauen zusammen tanzen, entsteht ein Kraftfeld, in dem sie ihre eigene physische Weiblichkeit ungebrochen ausleben können. Frakturen und Beschädigungen weiblicher Identität können dadurch geheilt werden. Ich erinnere mich an eine Schülerin, die eine Vergewaltigung – eine Demütigung ihrer Weiblichkeit und Menschlichkeit – erlebt hatte. Sie konnte in der Geborgenheit einer Frauengruppe ihr Selbstwertgefühl wiederaufbauen. Und dies ist gerade deshalb möglich, weil es eben nicht allein um körperliche Fitneß, sondern um die ganze Existenz geht. Bauchtanz ist ein Ritual der Akzeptanz auf allen Ebenen. Frauen aus verschiedensten Schichten und Berufen kommen in dieser Bewegung zusammen und tauschen Informationen und Erfahrungen aus, und gegenseitige Animositäten werden einfach weggetanzt ... in Vibrationen, Kreisen, Wellenbewegungen, bis es flutet und schäumt.

Das Schwache ist das Starke, das Weiche besiegt das Harte

Mit diesem energetischen Hintergrund werden Sie souveräner, sicherer und elastischer. Alles, was Sie geschmeidig macht, was Ihre Erstarrung löst, befreit Sie zugleich aus dem Dualismus von Täter und Opfer, aus dem Ringen um Macht und Selbstbehauptung. Das ist auch die Weisheit, die Sie aus dem Studium asiatischer Kampftechniken ziehen können. Schläge, Stöße und Würgegriffe, also die scheinbar mächtigsten Techniken, sind ganz unwesentlich. Was Sie dort lernen, ist viel elementarer: Jede Macht ist zugleich auch Ohnmacht, jeder Angriff auch Entblößung. Vor allem aber: Das Harte wird nicht durch das Harte bekämpft, sondern durch das Weiche, Nachgebende. Wenn Sie zurückweichen, erschöpft sich die Kraft des Angreifers im leeren Raum, während Sie noch immer heil sind. Und dieses elastische Nachgeben ist eine weibliche Kraft, die sich nicht erschöpft. Das weiß die Vagina nur zu gut.

Der bunte Atem der »Macht«

Wenn wir aufhören, uns als Opfer zu etikettieren, können wir auch aufhören, Macht zu dämonisieren. Und dann können wir uns auch erlauben, unsere eigenen Mächte, Wirkungen und Fähigkeiten zu entfalten. Nicht krampfhaft kämpfend, sondern lustvoll, gut gelaunt und spielerisch. Und immer im Kontakt mit den neugierigen Gegnern. Und wir werden feststellen, daß diese Gegner überhaupt nichts dagegen haben, von uns gefordert und herausgefordert zu werden. Sie finden es spannend, wenn wir als »schwaches Geschlecht« endlich unsere Stärken leben: Handeln Sie, anstatt zu rechten! Schaffen Sie Tatsachen!

Fragen Sie nicht! Gehorchen Sie nicht! Brechen Sie einge-
fahrene Herrschaftsmuster – aber ohne Trotz! Behaupten
Sie Ihren Platz – aber nicht verbissen! Nehmen Sie sich,
was Sie brauchen – aber halten Sie es nicht zu fest! Ein
amüsiertes Lächeln, ein fragender Blick, ein lebhaftes
Schweigen kann mehr bewirken als ein logisches Argu-
ment mit angehängtem Befehl. Beharren Sie auf Ihrem
Recht der Damenwahl ... und prüfen Sie Ihre Intuition.
Und geben Sie Männern die beglückende Erfahrung, Ihr
Lob wirklich verdient zu haben.

Aber alles das können Sie nur tun, wenn Sie das Weiche, Nachgiebige (in sich, in anderen, in Männern, in
Frauen und überall) achten. Sie können sich nur durchsetzen, wenn Sie auch die Anpassung achten.

Wirkung und Empfänglichkeit vollenden sich im Liebesspiel: Spielen Sie es machtvoll! Steigern Sie Ihren
Reiz, Ihre Kostbarkeit durch Zurückhaltung, Zögern, Ab-
warten. Das ist die Weisheit des Ostens, die in unserer
hyperaktiven einseitigen Zivilisation in Vergessenheit geraten ist. Zieren Sie sich! Zieren und schmücken Sie sich,
indem Sie sich all Ihrer inneren und äußeren Kostbarkei-
ten bewußt werden. Zieren Sie sich, um die Spannung
zu steigern, die Glut der Leidenschaft zu schüren. Das
Liebesspiel beginnt schon vor dem Liebesspiel. Sie wirken auf ihn ein, spielen auf der Klaviatur seiner Sinne
(und das läßt er gerne zu), bis er schließlich seine Kraft
an Ihnen verwirklicht (und das lassen Sie gerne zu).
Erotik ist nicht nur eitel Zärtlichkeit, sie hat auch ihre
Machtaspekte, und wenn wir sie zulassen, erreichen wir
tiefe Ebenen der Berührung.

Vielleicht können wir auf diese Weise all die monströs-
sterilen Machtsubstitute, das Aufstiegsgerangel, die noch
teureren Autos, die noch schnelleren Flugzeuge, die noch
größeren Waffenarsenale, das noch fettere Bruttosozial-

produkt, die noch höheren Gewinne, die noch potenteren Götter und so weiter aus der Welt schaffen.

Das starke Geschlecht beweist sich, wie gesagt, im Bett und nicht an der Front.

VIERTES KAPITEL

Bodenluft und Zirruswolken:
Vorwurfshaltungen und Liebesgefühle

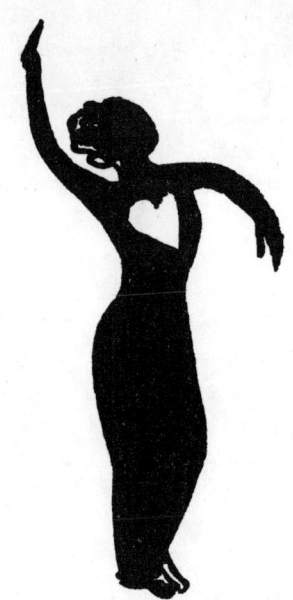

Die Weite des Herzens

Ihr Selbstbewußtsein ist nun gesichert. Sie brauchen sich
nicht als Herrin aufzuspielen, und Sie werden auch nicht
ängstliches Mäuschen sein ... sondern eine Frau mit materieller Souveränität, erotischer Ausstrahlung und persönlicher Gelassenheit.

   Und nun können Sie auch die Welt Ihrer zarten Gefühle
betreten: Liebe, Liebeskummer, Hingabe, Zurückhaltung,
Ich, Du, Ich, Du, Du, Du, Du, Du ...

Atmen Sie sanft, bewegen Sie mit jedem Atemzug weiche, süße Luft und erfüllen Sie den ganzen Bereich des Brustkorbes und das Umfeld drum herum mit freundlichen Gefühlen, so als könnte das Herz schmelzen. Wiegen Sie sich im Oberkörper, breiten Sie die Arme aus, schließen Sie sie wieder, öffnen Sie sie von neuem, stellen Sie sich vor, die ganze Welt in Ihre Arme aufzunehmen. Lassen Sie die Schultern ein wenig spielen. Lassen Sie Liebe durch Ihre Arme und Hände fluten, und lassen Sie Ihre Arme von der Luft tragen, lassen Sie die Luft zum Medium Ihrer Liebe werden.

Ein Herz von Gold in türkisfarbenen Wolken . . .

Passiva oder Aktiva?

Sind Sie »liebenswürdig«, oder glauben Sie, daß Sie doch niemals geliebt werden können? Warum? Glauben Sie, daß Sie zu häßlich, zu arm, zu stark, zu alt sind? Können Sie sich selbst lieben? Dehnt sich Ihre Liebe auch auf Ihre Sexualorgane aus? Gibt es bestimmte dunkle Punkte in Ihnen, die Sie einfach überhaupt nicht akzeptieren können?

Vielleicht glauben Sie, nicht geliebt werden zu können, weil Sie auch selbst nicht lieben können – weil Sie es nicht gelernt haben, weil Sie Angst davor haben, ausgebeutet zu werden, weil Sie in bezug auf äußere Schönheit wählerisch sind, weil Sie Angst haben, als Liebende ausgelacht, verachtet, beherrscht oder verletzt zu werden?

Wie gehen Sie mit Ihren Verletzungen um? Fühlen Sie sich mehr als Opfer? Sind Sie nachtragend? Oder sind Sie selbst vor allem Täterin? Erpressen Sie andere durch Ihren Liebesschmerz, Ihre nicht enden wollenden Vorwürfe, hegen Sie Rachewünsche, manipulieren Sie durch Liebesentzug? Auch wenn Sie glauben, Ihren Ehemann, Ihre

Eltern, Ihre Kinder aufrichtig zu lieben: Setzen Sie nicht
manchmal jemanden mit Ihrer »Liebe« unter Druck?

Liebestrunkenheit und Ernüchterung
(Verbindung der Ebenen 1 und 4)

Liebe? Das ist was für Backfische, Herz-Jesu-Jünger oder
für Kitschfilme, Schlager, Operetten und so weiter. Viele
weisen heute die Stereotype der romantischen Gefühle
weit von sich: Ringe wechseln, dunkelrote Rosen mit
üppig gefalteten Blütenblättern, gurrende Tauben, tiefe,
bedeutungsschwangere Blicke, Himmel voller Geigen
und weitschwingenden Walzermelodien, ahnungsvolle
Küsse ...

Und dann kommt die Ernüchterung: »Es war wie ein
Blitzschlag. Die Anziehung war unwiderstehlich. Wir haben alles andere um uns vergessen. Er hatte kein Geld,
aber das störte mich zunächst gar nicht. Ich kam für
seinen Unterhalt auf. Aber mit der Zeit ging mir das
ehrlich gesagt auf die Nerven. Ich kann doch nicht mein
ganzes Leben lang mit jemandem verbringen, der mich
immer nur liebevoll anschaut!«

Das Wort »Vernunftehe« hat einen trockenen, buchhal-
terisch-desillusionierenden Klang. »Liebe« dagegen verspricht jene schmelzende Harmonie, jene Trunkenheit der
Gefühle, von der man sich so gerne aus dem Reich der
staubigen Alltagswelt entführen läßt. Zuerst blickt man
sich tief und innerlich erschauernd in die Augen, dann
streitet man sich um Bettuch und Banknoten.

Und manchmal benützen die einen die Liebesgefühle der
anderen, um materielle Vorteile einzuheimsen. Die Partner begegnen sich also von vornherein auf verschiedenen
Ebenen.

»Heiratsschwindler ergaunerte hunderttausend Mark von einsamen Frauen.« Jede der Frauen fühlte sich so allein, wollte doch nur geliebt werden, und da trat ein eleganter, gepflegter Mann auf sie zu und bestätigte ihr lächelnd und charmant, daß sie die wunderbarste Frau in der Welt sei. »Hat Ihnen das noch niemand gesagt?« sagt er kopfschüttelnd, legt seine Hand auf ihren Arm, preßt ihn einen Augenblick lang leidenschaftlich ... und schon ist sie außer sich vor Sehnsucht und Liebeskrampf.

Manche Frauen würden ihre eigene Haut verkaufen, um einen Geliebten zu behalten. Sie kaufen sich seine Zuneigung durch teure Geschenke wie Uhren, Eintrittstickets, Reisen, Möbel ... nur um einige abwesend-freundliche Blicke zu erhaschen. Je weniger er sich um sie kümmert, um so mehr sind sie bereit zu geben.

Den Männern geht's oft nicht anders: »Die Weiber sind doch nur drauf aus, eine gute Partie zu machen und bei der Scheidung ihren Unterhalt zu fordern!« klagt ein Verlassener bitter. »Oder schauen Sie sich diese Blondinen an, die einen Siebzigjährigen heiraten, nur um des Erbes wegen!«

Eltern stopfen ihren Kindern das Geld hinten rein ... sie hoffen noch immer, daß der Sprößling irgendwann mal draufkommt, daß sein Liebesschuldenberg seit Jahren wächst und wächst.

Man möchte »geliebt« werden und wird ausgebeutet. Wenn die Objekte der Liebessehnsucht gewieft sind, schlagen sie daraus Kapital (»Schenkst du mir ein Auto?«), aber meistens fühlen sie sich unter Druck, erpreßt (»Behalt deinen Zaster, Alter!«, »Money can't buy love«), besessen, eifersüchtig bewacht, gekrallt und wollen nur noch weg.

Aber die Sicherung der materiellen Lebensbasis (Ebene 1) ist kein Widerspruch zu freier und glücklicher Entfaltung der Gefühle (Ebene 4). »Wenn die Armut zur Tür hereinkommt, geht die Liebe zum Fenster hinaus«, sagt ein arabisches Sprichwort. Es liegt und liebt sich eben besser auf weichen Polstern, Matratzen und Wasserbetten als auf Beton. Eine sichere und bequeme Basis nährt auch die Sympathien. Wie schön, wenn er sie zum Beispiel anruft und besorgt fragt: »Hast du alles, was du brauchst? Hast du genug Geld?«

Sinnestaumel und Liebesschmerz
(Verbindung der Ebenen 2 und 4)

Oft werden auch Erotik und Liebesgefühl verwechselt. Er will sich sexuell abreagieren, sie will geliebt werden und stirbt an »Liebes«kummer und unerfüllter Sehnsucht, wenn er nach ein paar heißen Nächten auf Nimmerwiedersehen verschwindet. Aber auch romantischen Männern kann es so gehen: »Ich bin doch keine Sexmaschine«, sagte ein junger arabischer Freund entrüstet, nachdem er die Diskoszene ausgelotet hatte. Junge Mädchen hatten ihn nach Hause abgeschleppt. Nur für eine Nacht, zum Spaß, aus Neugierde – und dabei wollte er doch lieben!

Wenn Sie sich Liebe wünschen, wenn Sie Ihre Gefühle, Ihr Herz öffnen und dann als Sexobjekt benützt werden, leiden Sie. Sie fühlen sich nicht als ganze Person angenommen, sondern nur partiell. Und vielleicht neigen Sie dazu, Liebe und Gefühle höher zu bewerten als Sexualität. Vielleicht sind Sie eine zarte Lilie, und das sexuelle Verlangen der Männer erscheint Ihnen derb, materialistisch, grob.

Aber wenn Erotik tabuisiert, gehemmt, gestört ist, dann ist's mit der Liebe auch nicht weit her, finde ich. Wie konnten unsere christlichen Mütter und Großmütter ihre Ehemänner lieben, wenn das männliche Glied für sie

»schmutzig« war? Sie verabscheuten doch einen bestimmten Teil dieses Menschen, der ihnen Nacht für Nacht am nächsten war. Er wiederum verbrachte hin und wieder einen Abend bei einer »Liebesdienerin«, und da ging es wieder *nur* um Sex. Blaß und lustlos, treu bis zum Tod blieb das Herz zu Hause auf dem dunkelbraun lackierten Nachtkästchen mit den geschliffenen Glastüren liegen, die Sexualorgane streunten nächtens durch die Gassen ... die Ebenen scheinen unvereinbar.

Tatsächlich kann die sexuelle Berührung lieblos, uneinfühlsam, grob sein. Eine Vergewaltigung ist das typische Beispiel dafür. Oder der Routineakt im Ehebett ...

Lieblos ist aber auch jemand, der auf der Suche nach der großen und einzigen Liebe ist und darüber versäumt, jetzt und sofort Zärtlichkeit zu spenden und zu genießen. Es ist, als ob er sich weigerte, in eine Gemäldegalerie zu gehen, weil dort so viele Bilder hängen, und statt dessen nur das eine Bild betrachten will, das in seinem Wohnzimmer hängt.

Ich glaube, der ewige Argwohn von Frauen »Er will ja nur das eine« ist ein Eigentor. Wieso »nur«? Das ist doch etwas überaus Kostbares! Und wenn wir es ihm bewußt schenken, anstatt es als Pfand für Liebe, Macht oder materielle Absicherung zu mißbrauchen, werden wir diesen Reichtum vielleicht doppelt und dreifach zurückerhalten.

Warum mit erotischem Liebreiz geizen, mit den sanften Venusbergen und feuchten Venustälern, mit unserem Stöhnen, unserem glückseligen Lächeln! Wir sollten unsere erotischen Seelenfreuden lieben ... Dann können auch Männer ihre Sexualität akzeptieren und haben plötzlich das Gefühl, daß sie nicht irgendwelche schmutzigen Tricks angewendet haben, um uns ins Bett zu kriegen und sexuell auszubeuten. Und deshalb werden sie auch nicht von Schuldgefühlen geplagt, das Weite suchen und Sehnsucht und gebrochene Herzen zurücklassen. Stolz darauf, so viel Genuß schenken zu können, werden sie es wieder tun. Und wieder und wieder …

Auch ohne Liebesschwüre, langfristige ausschließliche Liebesbeziehungen kann eine sexuelle Berührung liebevoll sein. Ich kannte einmal einen jungen Musiker mit langen blonden Haaren, der die Frauen – alle Frauen – liebte und genoß … wie ein verträumter Stier auf blumenbewachsener Wiese. Und vor den Augen seiner Freundin spielte er immer neue Liebesspiele mit immer neuen Geliebten. Sie nahm's ihm nicht übel, denn auch sie war und blieb in seinem Liebesfeld geborgen.

Unpersönliche Erotik ist also keineswegs lieblos. Sie kann überpersönlich und all-liebend sein. Auch Mädchen, die aus erotischer Neugierde einen Liebhaber nach dem anderen »ausprobieren«, sind nicht lieblos. Denn sie respektieren ja das Prinzip der Vereinigung. Wenn lieben akzeptieren heißt, dann ist Erotik immer auch Liebe, denn wir öffnen ja unsere Sinne und unsere Körperinnenwelt für eine andere Person!

Die zweite und die vierte Ebene sind also sehr wohl vereinbar.

Die Macht der Gefühle
(Verbindung der Ebenen 3 und 4)

Und wie ist's mit der Macht? Wenn eine Person auf der dritten Ebene nicht gefestigt, also unsicher, verschüchtert, hilflos, voller Selbstverachtung ist, kann sie ihre Gefühle nicht schützen. Vielleicht haben Sie einen inneren Widerstand gegen alles, was Ihnen »mächtig« erscheint, vielleicht weigern Sie sich, »so hart, so durchsetzerisch« zu sein, und wollen alles nur mit »Liebe« regeln. Aber wenn Ihre Umwelt diese Haltung nicht teilt, sondern diese »Liebe« als Sentimentalität und Schwäche auffaßt, dann sind Sie am Ende die Dumme! Denn wer mit offenem Herzen unter Tiger geht, muß sich nicht wundern, wenn er/sie blutet.

Festigen Sie also zuerst Ihre eigene Selbstachtung, bevor Sie von anderen Menschen Liebe und Rücksicht erwarten. Und wenn Sie wissen, wer Sie sind, dann können Sie selbst aktiv Liebe ausströmen und eine Atmosphäre erschaffen, die Sie vorher (naiv) vorausgesetzt haben.

Oft werden die dritte und die vierte Ebene verwechselt. Unterwürfigkeit und Hörigkeit hält man für Liebe, aber diese »Liebe« des Sklaven zum Herrn ist immer eine deformierte, selbstquälerische Liebe. Je länger sie andauert, um so mehr untergräbt sie das Selbstbewußtsein. Wer sich mächtigen Liebespartnern unterwirft, wird sich irgendwann mißbraucht und vergewaltigt fühlen.

Und wer sich umgekehrt nur schwache, gebrochene Liebespartner aussucht, ist wahrscheinlich selbst in irgendeiner Weise schwach und schutzlos. Seine Gefühle bleiben blockiert, er zelebriert seine »Macht«. »Meine neue Freundin kann ich lenken. Ich sage ihr, was sie zu tun hat, und sie tut es!« erzählte mir ein arabischer Bekannter. Aber solche Beziehungen stagnieren.

Wenn unser Selbstbewußtsein nicht entwickelt ist, wenn wir uns schwach fühlen und uns als Opfer bemitleiden, setzen wir manchmal die Macht der Gefühle ein, um uns doch noch hintenrum durchzusetzen. Wir schmollen, schmieden Vorwürfe, lassen bittere Tränen rollen, setzen unseren Gegnern peinlich piksende Nadeln ins Gewissen und spielen mit ihren Schuldgefühlen: »Wie konntest du nur eine schwache Frau so grausam behandeln!« Oder: »Du hast mich immer nur benützt!« Aber Vorwürfe führen nicht weiter, denn sie sind in die Vergangenheit gerichtet und blockieren die Zukunft.

Ähnlich ist es mit der Erpressung durch Gefühle und Liebesschmerz: »Ich liebe dich doch so sehr. Wenn du das tust, tötest du meine Liebe!« – und schon sitzt der bedrohten Person der Schreck in der Herzkammer, und sie tut, was von ihr erwartet wird – eitel Wonne und Seligkeit kehren wieder ein.

Auch die Drohung mit Liebesentzug ist wirkungsvoll: Paradiesische Verheißungen von Einheit, Verschmelzung und Wonne werden ostentativ zurückgenommen, wenn die geköderte Person ihren eigenen Weg gehen will.

Durch den Einsatz der Gefühlsebene gewinnen scheinbar ohnmächtige Menschen eine unauffällige und dennoch höchst wirkungsvolle Macht über andere Menschen. Sie können sie damit zur Weißglut, ja in Verzweiflung und Tod treiben. Gefühle sind nicht harmlos!

Liebe und Hingabe

Nun habe ich andauernd von den Gefahren erzählt, die die Liebe bedrohen. Aber was ist das eigentlich – Liebe? Etwas ganz Neues auf der Stufenleiter der Ebenen. Denn bisher ging es immer um die Balance und Stabilisierung der eigenen Person. Dazu gehört natürlich der Modus vivendi mit der Umwelt. Wenn meine Unsicherheit zu Gier wird, ist offensichtlich mein Verhältnis zur Umwelt gestört. Wenn ich aber schenke und teile, erzeuge ich Stabilität in den gesellschaftlichen Beziehungen. Wenn ich meine erotischen Fähigkeiten entwickle, habe ich selbst mehr Genuß und kann erotische Verhältnisse stabilisieren. Wenn ich an meinem Selbstbewußtsein arbeite, kann ich stabile soziale Beziehungen aufbauen.

Aber auf der vierten Ebene geht es zuallererst und unmittelbar um das Gegenüber, den anderen, um ein Gefühl der Verbundenheit und um die Relativierung des eigenen Ichs durch das Du.

Von RUMI gibt es ein Gedicht, das diese Herzenshingabe schildert: Ein Mann klopft an die Tür der Geliebten. »Wer ist da?« fragt sie von innen. »Ich bin es!« antwortet er blauäugig. »Hier ist nicht genug Platz für dich und mich«, antwortet sie spröde. Nach langen Irrfahrten kommt er wieder zurück und klopft von neuem. »Wer ist es?« Und diesmal hat er die richtige Antwort bereit: »Du bist es!« Und die Tür wird ihm geöffnet, sie werden ein Herz und eine Seele. Einer meiner Freunde hat das immer wieder gesagt, wenn er mich besuchte, und es klang immer von neuem wunderbar!

Ist Liebe Frauensache?

Verschmelzung von außen und innen ist also die Qualität der Herzebene. Die Hingabe an etwas anderes, ein Über-sich-Hinaustreten. Und es heißt im allgemeinen, daß es Frauen damit leichter hätten als Männer. Ich erinnere mich an eine Miniatur im Hause meiner Eltern. Ein verliebter Minnesänger wird von der angebeteten Herzensdame in einem Korb an der Burgmauer emporgehievt und dann zu aller Spott auf halber Höhe hängen gelassen. Verliebte Männer werden manchmal als lächerlich betrachtet, oder man glaubt ihnen einfach nicht.

Frauen dagegen sind per Arbeitsteilung geradezu für die Liebe zuständig! Für den Privatbereich nämlich! So hat es der Philosoph HEGEL zu Beginn des vorigen Jahrhunderts in der »Rechtsphilosophie« formuliert, in der er die Grund-

züge der bürgerlichen Gesellschaftsordnung nachzeichne-
te. Demnach ist der Mann für das »Allgemeine« geeignet,
so da sind: Recht, Politik, Ökonomie, Wissenschaft, Religion und so weiter, die Frau dagegen verwirklicht sich in
der Liebe, ihr Reich ist die private Häuslichkeit! Deutlich
gesagt: Während der Mann in Vorstandssitzungen taktiert,
in wissenschaftlichen Gremien doziert, in Ministerien ad-
ministriert und in Parlamenten paktiert, sitzt sie zu Hause
und wartet. Sie wartet und wartet. Ihr Mann macht Karriere. Und er hat Termine. Er kommt nicht. Die Suppe hat
sie mit Liebe gekocht, vor Liebessehnsucht vergeht sie,
möchte auch einmal geliebt, gelobt, in den Arm genommen werden. Aber wenn er dann kommt, sagt sie wieder
nichts, weil sie genau weiß, daß sie finanziell von ihm
abhängig, durch die Kinder und den ehelichen Treue-
schwur an ihn gebunden und außerdem von seiner Karriere beeindruckt ist. Und weil er so wichtig ist und sie
aufwertet, liebt sie ihn erst recht, und dann kocht sie
wieder die Suppe mit Liebe und wartet.

Daß es in der Öffentlichkeit keine Spuren von Liebe
gäbe, kann man nicht sagen. Die Schlager etwa, die wir
tagtäglich als Berieselung aus dem Radio hören, handeln
fast immer davon: schmalzig, kitschig und unglaubwürdig.
Und dennoch wird's geglaubt. »Ohne dich ist das Leben
so leer, ich denke nur an dich …« Das glaubt sie gern,
während er in Vorstandssitzungen verhandelt.

Die Liebeslieder, die durch die Radios arabischer Länder quellen, beschreiben Liebe in allen Variationen und
Nuancen: sehnsuchtsvoll, enttäuscht, hoffnungsvoll, früh-
lingshaft, gereift, tief, widersprüchlich, leidend, glückselig,
vertrauensvoll. Liebe wird poetisch angedeutet, leidenschaftlich zelebriert oder heiter und kokett erwähnt …
und es gibt im Arabischen sechzig verschiedene Wörter
für dieses flüchtig-luftige Gefühlsphänomen. Die Kultur

der Liebe im Sinne von Bezogenheit ist also im Orient durchaus ausgeprägter als bei uns.

Politische Gefühle – politische Frauen

Aber abgesehen von dieser musikalischen Unterhaltung, die öffentlich ausgestrahlt und privat konsumiert wird, was gibt es da noch? Wie ist es mit der Politik?

Auf den ersten Blick ist da mit Gefühlen nichts los. Oder haben wir schon jemals Politiker koalierender Parteien gesehen, die aus Liebe, mit leidenschaftlich bebender Stimme und in tiefem Erröten eine Koalitionsabmachung getroffen haben? Und dann noch bei politischen Gegnern! Da kracht's und knallt's, und jeder versucht nur die Schwächen und Fehltritte des anderen medienträchtig hervorzuheben. Auch die Sache, um die es geht, erzeugt kein Herzbeben, sie ist nur gefundenes Fressen und Vorwand für den politischen Schlagabtausch.

Wer von Politik Liebe erwartet, scheint sich in der Hausnummer geirrt zu haben. Liebe wäre ja nur Schwäche . . . und emotional zu werden, anstatt sachlich zu bleiben, ist der größte politische Fauxpas, den man sich überhaupt vorstellen kann. Und manche behaupten, daß dieser vor allem den Frauen unterliefe. Aber das ist schwer beweisbar.

Und dennoch spielen Gefühle in der Politik eine ungeheuer große Rolle. Charismatische Führerpersönlichkeiten bauen ihre Machtstellung durchaus auf Gefühlen auf. STALIN zum Beispiel stilisierte sich zum politischen Liebesobjekt. Das Volk »liebte« ihn und war bereit, jedes Opfer für ihn zu bringen, und jeder einzelne Komsomolze, jede Traktorfahrerin im Sowchos fühlte sich persönlich von diesem großen Vater geliebt. Er war allgegenwärtig: auf Plakaten und in Träumen. Kein Schatten fiel auf seinen Charakter, er war das Ideal kämpferischer Liebe schlecht-

hin. Wie grausam masochistisch diese Liebe des russischen Volkes für den Diktator war, wissen wir heute:
Millionen von Menschen sind dem Stalinismus zum Opfer
gefallen. Aber STALIN hatte im Alter von einundzwanzig
Jahren eine Freundin, die er sehr liebte und die früh starb.
Nach ihrem Tod schrieb er in sein Tagebuch: »Nun ist sie
tot, die Geliebte meines Herzens, die einzige Person, die
mein steinernes Herz noch erweichen konnte.«

Weihevolle Ergriffenheit beim Abspielen einer National-
hymne, Revanchegelüste, Pogromstimmung, Angst vor
den Rechten, den Linken oder der Arbeitslosigkeit, Klas-
senhaß, Rassendiskriminierung, aber auch Betroffenheit
angesichts von Kriegsgreueln oder Hungersnöten, Mitgefühl mit Flüchtlingen oder Abschiebehäftlingen, Empörung über Polizeistaatmethoden oder Korruptionsfälle –
das alles sind politische Gefühle, die spontan hervorbre-
chen oder durch geschickte Propaganda absichtlich erzeugt werden. Und jede rhetorisch gelungene Rede, auch
wenn sie in einem demokratischen Parlament geschwungen wird, wirkt auf die Gefühle ein: Es gibt also genügend
Gefühle in der Politik, aber zugeben würde das niemand ... man will ja sachlich sein.
   Bei Wahlsiegen wird natürlich Freude und Begeisterung
ausgestrahlt, aber haben Sie jemals einen Politiker weinen
sehen? Ich schon. Es war eine Politikerin: Die Kandidatin
der österreichischen Grünen, MADELEINE PETROVITSCH,
konnte die Tränen nicht zurückhalten, als sie die persönlichen Berichte über Vergewaltigungen von Frauen in Bos-
nien hörte. Aber ihre Gefühle hindern sie nicht daran, in
ihren Reden präzise und zupackend zu formulieren. Parla-
mentsreden beginnt sie immer wieder mit: »Und übrigens
bin ich gegen Tierversuche ...« Das ist ein wunderschönes
Beispiel, wie die Ebene des politischen Einflusses und der

gesellschaftlichen Verantwortung (3) mit der Ebene des Mitgefühls (4) vereint werden kann.

Daß der Eintritt von Frauen in die politische Arena prinzipiell eine freundlichere Atmosphäre geschaffen hat, kann man nicht unbedingt sagen; dafür gibt es zu viele Gegenbeispiele. Und dennoch ist dadurch die verlogene Spaltung in »sachliche« Öffentlichkeit (männlich) und gefühlsfeuchte Privatheit (weiblich) aufgebrochen worden! Heutzutage wird diskutiert, wie die Privatsphäre von Politikern aussieht, ob sie nicht die Familie der Karriere opfern; Ehefrauen von Politikern machen sich selbständig, anstatt als dekorative Repräsentationspuppen stillzuhalten. Zum Beispiel Frau HIGUCHI DE FUJIMORI, die ihrem Gatten in aller Öffentlichkeit Korruption und Benachteiligung von sozial Schwachen vorwarf und demonstrativ aus dem Präsidentenpalast von Peru auszog. Oder die ehrgeizige Karrierefrau und brillante Intellektuelle HILLARY CLINTON, die sich als erstes die Gesundheitsreform in den Vereinigten Staaten vornahm, um auf diesem Weg mehr soziale Gerechtigkeit zu schaffen. Da Frauen gewohnt sind, für andere Menschen – Kinder und Männer – zu sorgen, haben sie natürlich auch einen aufmerksameren Blick für die tatsächlichen Bedürfnisse, die eine Situation birgt. Und so schafft die Beteiligung von Frauen vielleicht einiges überflüssige Gerangel aus der Welt der Politik ...

Lieblichkeit und Öffentlichkeit

Unser allererstes Bedürfnis auf dieser Welt ist das nach Milch. Und daß die Brüste sich gerade auf der körperlichen Herzebene befinden, ist kein Zufall. Mutterliebe ist zuallererst Stillen von Hunger und Durst. Durch die Hingabe an das Du, die Transzendenz des eigenen Hier wird Liebe also ganz und gar körperlich und konkret.

Kennen Sie das Bild der »Revolution« von EUGÈNE DELA-
CROIX? Da stürmt eine junge Frau mit der Trikolore nach
vorne, ihre Haare wehen im Wind, und ihre Brüste sind
entblößt. Mit anderen Worten: Die Revolution, die Besei-
tigung der Ungleichheit verspricht die Erfüllung aller Bedürfnisse. Leider kann man nicht behaupten, daß die
Revolutionäre der Welt diesem weiblichen Prinzip auch in
der Praxis gehuldigt hätten. Meistens ging's dann doch
wieder nur um das altbekannte Machtgerangel und um
Rachefeldzüge gegen den politischen Gegner. Revolution
und Liebe? Lächerlich, sagen die Theoretiker, die revolutionäre Macht kommt aus den Gewehrläufen. Trotzdem
gibt es ein Beispiel aus der Geschichte, wo eine Bewegung, die sich zur »Nächstenliebe« bekannte, ein Impe-
rium zersetzt hat: Das frühe Christentum war im Grunde
eine Art Friedensbewegung und für das Römische Reich
gefährlicher als die Germanenstürme. Aber als es zur
Staatsreligion wurde, diente es bald nur noch der Zemen-
tierung der Priestermacht.

Noch immer lächelt die Madonna mit dem Jesuskind
auf dem Arm von unzähligen Altären. Das Bild der Mutterliebe ist also im Katholizismus allgegenwärtig. Aber es
ist eine unerotische Mutterliebe, denn was unterhalb der
Gürtellinie lag, wird ja im Christentum wegdividiert. Die
Marienfigur wurde in den frühchristlichen Jahrhunderten
sozusagen propagandamäßig aufgewertet, denn nur so
konnte sich das Christentum gegen die beliebte Isisreligion
durchsetzen, deren Tempel im römischen Reich von Ägypten bis nach Britannien erbaut wurden. Und Isis war eben
nicht als Mutter, sondern auch als erotische Frau definiert,
die um ihren Geliebten Osiris trauert. So war es bei vielen
Göttinnen des Vorderen Orients: Ihre Tempel waren der
Geburtshilfe, aber auch der Liebe geweiht. Der Name der
syrischen Göttin Mu'allit bedeutet Geburtshelferin, aber

sie war gleichzeitig auch Liebesgöttin. Und die »Heilige Hochzeit« (siehe zweites Kapitel) war nicht nur eine erotische Zeremonie, sondern galt auch als Akt kosmischer Liebe. Das geht aus den Hymnen über die sumerische Göttin Inanna und die babylonische Göttin Ischtar hervor. Als der junge Gott Dumuzi kommt, um mit der Göttin Inanna die Heilige Hochzeit zu feiern, sagt sie: »Er wird seine Hand in meine Hand legen und sein Herz an mein Herz. Welch ein süßes Vergnügen, sein Herz an mein Herz zu drücken!«

Bekannter ist uns das Hohelied der Liebe von Salomon, das die Liebe zwischen Schulamit und einem schönen jungen Mann beschreibt. Und immer sind dort die sinnlichen Schönheiten mit Gefühlen der Liebe verbunden: »Verzaubert hast du mich, meine Schwester Braut ... wie schön ist deine Liebe, meine Schwester Braut, wieviel süßer ist deine Liebe als Wein. Ein Lustgarten sproßt aus dir, Granatbäume mit köstlichen Früchten, Hennadolden, Nardenblüten.«

Diese Integration der beiden Ebenen der Erotik und der Liebe ist in unserer Kultur in der Öffentlichkeit so gut wie nicht existent: MUTTER TERESA vertritt nur die christliche Nächstenliebe in Kalkutta, und die Sexgöttin MADONNA ist auf schrille Art unweich und »unlieblich«. Eine Vereinigung der beiden Ebenen gelingt dagegen in gewisser Weise der Tierschützerin BRIGITTE BARDOT: Sie war einst eine verführerische Göttin der Erotik, und jetzt versucht sie mit ihrem Engagement das Leiden der Tiere zu mildern. Durch ihr Mitgefühl wird sie zu einer liebenden Mutter der Tiere. Mütterlichkeit und Sex-Appeal hat auch SOPHIA LOREN vereinen können. Aber bei beiden Schauspielerinnen ist die Verbindung von Erotik und Liebe nicht mit politischer Analyse oder politischem Anspruch verbunden, sondern bleibt im Bereich der Medien.

Doch stellen Sie sich vor, daß eine Parlamentspräsiden-
tin vor laufenden Kameras versonnen ihr Kind stillt wie
eine Madonna vom Hochaltar, um dann erst das Mikrophon zu ergreifen. Wäre das der Untergang des Abendlan-
des? Oder daß im Bundestag statt des Adlers mit den
mächtigen, weit ausgebreiteten Schwingen das erotisch
inspirierende Bild einer Heiligen Hochzeit hängt: Symbol
von Vertrauen, Zärtlichkeit, Verschmelzung. Vielleicht
würde ein solches Bild die Kommunikation der Parlamen-
tarier erträglicher machen?

Sanfte Wellen
im Meer der Gefühle

Das sind natürlich plakative Utopien. Aber wir können
auch als Individuen tätig werden, um das Kraftfeld der
Herzebene zu klären und zu beleben.

Rufen Sie sich die drei unteren Ebenen ins Bewußtsein!
Sind Sie gut balanciert und wohlig gelöst? Stehen Sie
sicher, genießen Sie Ihr Beckengefühl, ist Ihre Haltung
aufrecht und selbstbewußt? Prüfen Sie, ob Sie irgendwo
Energielöcher finden, gleichen Sie die Energie aus. Und
dann gehen Sie mit dem Bewußtsein in den Brustraum.
Empfinden Sie diese türkis-goldene Wolke, dieses luftig-
selige Gefühl, Ihren weiten Innenraum. Wiegen Sie sich
im Brustkorb, lassen Sie ihn zittern, kreisen und Wellen-
formen beschreiben. Öffnen Sie dann die Arme, als wollten Sie die Welt umarmen. Streicheln Sie die Luft mit
Armen und Händen. Die Energie Ihrer Arme wird zwar
aus dem Becken gespeist, aber das Gefühl fließt aus dem
Brustraum in sie ein. Begegnen Sie anderen Menschen in
dieser spielerischen, luftigen Weite.

An den Armen und am Brustkorb verlaufen unter anderem die Meridiane von Herz, Herzbeschützer und Lun-

ge/Dickdarm. Das Herz ist mit Freude und Begeisterung verbunden, Lunge/Dickdarm mit Traurigkeit und dem Bewußtsein, loslassen zu müssen.

Die ewige Gegenwart

Mit jedem Herzschlag erschaffen Sie Ihre eigene Zeit. Und wenn Sie alles das loslassen, was Sie an die Vergangenheit bindet: Verletztheiten, Vorwürfe, Rachegelüste, Reparationsansprüche, Schuldgefühle, Hoffnungen, aus getätigten Investitionen doch noch – wenn auch unlustige – Profite zu ziehen, dann wird für Sie das Jetzt zur Ewigkeit, jeder Augenblick wird neu.

Das Loslassen von Vergangenem, von alten Bewußtseinsschlacken betrifft die erste Ebene, die Beckenbodenmuskulatur. Es geschieht aber auch, wenn wir den Griff der Hände lockern. Damit lockern wir gleichzeitig auch die Dickdarm- und Lungenmeridiane, die von Zeigefinger- und Daumenspitze an der Speiche entlang bis zu Schulter und Achsel verlaufen, und den Herzbeschützermeridian, der vom Mittelfinger auf der Innenseite der Arme bis zur Brustmitte verläuft. Und wenn die Hände leer und weich werden, sind wir bereit, Neues zu ergreifen oder zu empfangen. Das heißt: Geben und Nehmen ist eins, genauso wie auch das Herz sich zusammenzieht und ausdehnt.

Überlegen Sie einmal, was Sie wem nachtragen! Und das Nachtragen können wir uns ganz wörtlich vorstellen ... wie in einer Filmkomödie! Wir rennen hinter unseren Schuldnern her und tragen ihnen etwas nach: Vorwürfe, Schuldscheine, geöffnete Geldbeutel. Wir sind die Gläubiger und deshalb lästig. Unsere Schuldner machen sich aus dem Staub, wir natürlich hinterher. Sie passieren einen Graben, wir plumpsen hinein, sie steigen in ein

Auto ein, wir stolpern hinterher, schreien, gestikulieren und schauen schließlich auf staubiger Landstraße durch die Finger ... Soviel zum Nachtragen. Wann hätte je ein Schuldner einen Gläubiger geliebt! Irgendwann kommen wir dann, schwitzend, keuchend, mit verkrümmtem Rückgrat, auf die Idee, das Nachgetragene ... fallen zu lassen! Und es fällt uns ein Stein vom Herzen! Nicht nur einer! Sondern eine ganze Ansammlung von Kieseln, Schieferplatten, Dachziegeln, Pflastersteinen und Wandfliesen! Wie es da poltert, kracht, splittert und rumst! Weg damit!

Die Brustwirbelsäule streckt sich ein wenig, wird elastischer. Wir haben etwas aufgegeben: unsere Vorwürfe ... Und was gewinnen wir? Wir können nun auch auf eine Annullierung unserer eigenen Schulden hoffen – spiegelbildlich sozusagen. Und deshalb gelingt es uns nun zum erstenmal, auch unsere eigene Lieblosigkeit, Rücksichtslosigkeit, Blindheit, Grobheit in undeutlichen Umrissen wahrzunehmen. Au weia, wie peinlich! Das ist ja fast dasselbe, was wir auch unseren Schuldnern hinterhergetragen haben. Wir sind nicht nur verletzt worden, wir haben auch verletzt. Aber da wir jetzt keine Angst vor Revanche mehr haben müssen, können wir unsere gesammelten Fauxpas gemächlich und ohne Streß sichten und aussondern ... Wir haben die Vergangenheit aufgegeben und gewinnen etwas ungeheuer Kostbares: ewige Gegenwart!

Das war noch einfach. Aber was ist mit den Personen, die wir so sehr lieben, von denen wir uns aber trennen müssen, weil sie weg wollen, frei sein wollen, ihren eigenen Weg gehen wollen, sterben? Wie werden wir überleben können ohne ihre Zärtlichkeit, ihren Duft, ihren Humor, ihre Leidenschaftlichkeit? Was passiert, wenn wir sie aus der Hand gleiten lassen?

Etwas Merkwürdiges: Sie sind trotzdem da. Was wirklich zu

uns gehört, können wir gar nicht verlieren, auch wenn Tausende von Meilen dazwischen liegen. Wenn wir uns wirklich geöffnet haben für eine andere Person, ist sie in uns. Und wir stellen fest, daß Zeit und Raum Illusionen sind. Statt eines Verlusterlebnisses haben wir das lustvolle Erlebnis einer glühend-raumlosen, weichleuchtenden Gegenwart.

Die Freude am anderen

Je »luftiger« und grenzenloser unser Gefühlsraum ist, um so mehr können wir dort »unterbringen«. Wir können Dinge in uns lieben, die wir bei hellem Tageslicht nicht einmal anschauen möchten. Das heißt aber auch, daß wir es nicht mehr aus dem Dunkel des Unbewußten auf andere Personen projizieren müssen. Akzeptanz schafft Freiheit.

Liebe beweist sich gerade in der Akzeptanz dessen, was uns entgegengesetzt, unähnlich ist. Wir können Dinge oder Verhaltensweisen akzeptieren, die uns ganz und gar gegen den Strich gehen. Im Reichtum der Dimensionen fügen sie sich zu immer neuen Mustern und Richtungen zusammen. Wir lieben die anderen nicht, weil sie so sind wie wir oder so, wie wir sie gerne hätten, sondern eben gerade deshalb, weil sie anders sind als wir.

Man stelle sich vor, wie das die Politik verändern würde: keine Grenzen, keine Feindbilder, keine Fraktionen mehr, sondern ein Interesse an all den mannigfaltigen Dimensionen von unbekannten anderen. Frauen lieben Männer, gerade weil sie anders sind, und das erzeugt erwartungsvolle Neugierde und lachende Freude. Und alle – die Frauen wie auch die Männer – werden es irgendwann öffentlich zugeben: daß es nichts Wichtigeres gibt als das jeweils andere (Geschlecht).

FÜNFTES KAPITEL

Tonarten und Klangwellen: Fremdbestimmung und Selbstbestimmung

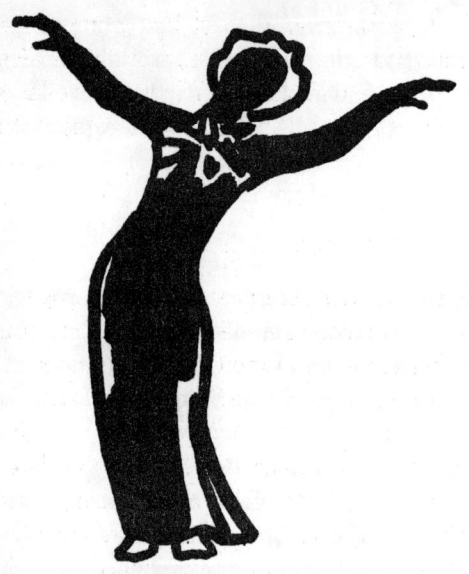

Das Zentrum des Klanges

Fühlen Sie sich wohl nach dem Aufstieg durch die vier
Ebenen, die uns nun vertraut geworden sind? Nachdem
wir unsere Gefühle geklärt und ausgeglichen, das Herz
erleichtert haben, gehen wir noch eine Stufe höher. Sitzen
oder stehen Sie bequem? Spüren Sie Ihren Körper von
innen, als einen Raum, in dem Sie Ihre alltäglichen Erlebnisse und auch Ihre schicksalhaften Erfahrungen orten

können? Alle Ihre Begegnungen mit der Außenwelt spiegeln sich auch in Ihrem Körper. Und nun der Hals! Gehört er noch zum Körper, oder ist er »nur« das Verbindungsglied zum Kopf, zum Gehirn, wo Sinneseindrücke zu Informationen verarbeitet werden, die dann Ihre Reaktionen und bewußten Aktionen steuern?

Entspannen Sie Schultern und Hals, atmen Sie ruhig ein, und lassen Sie das Aus atmen zu einem Ton werden. Wie klingt Ihre Stimme? Wie ist Ihre Stimmung? Wo im Körper empfinden Sie den Ausgangspunkt für diesen Ton? Sind Sie mit sich im Einklang? Wenn Sie weiter »singen«, erzeugen Sie mit Ihren Tönen Ihr ganz persönliches Kraftfeld.

Gehorchen oder bestimmen?

Gibt es Bereiche, wo Sie immer wieder ja sagen, obwohl Sie eigentlich nein sagen wollen? Welche Bereiche sind es, an welche Situationen können Sie sich erinnern? Können Sie ausdrücken, was Sie bewegt oder was Sie gerne bewegen möchten?

Richten Sie sich oft nach der Meinung anderer Leute? Sagen Sie das nach, was die anderen sagen, ohne auf die »Stimme Ihrer Eingeweide«, Ihre eigenen instinktiven Gefühle zu hören? Welchen Leuten gehorchen Sie? Ihrer engeren Umgebung, wie Eltern, Ehemann, Kindern, Verwandten oder Arbeitskollegen? Oder »Autoritäten« wie Wissenschaftlern, Ärzten, Politikern, Chefs, »Sachverständigen«, Priestern? Glauben Sie, daß es »eherne« Naturgesetze gibt, daß Sie Ihrem Schicksal ausgeliefert sind, daß Ihr Arzt über Ihren Körper stets besser Bescheid weiß als Sie selbst, daß Ihre Eltern oder Verwandten besser wissen, was Ihnen guttut, als Sie selbst?

Oder sagen Sie vielleicht notorisch das Gegenteil, nur

um sich einzureden, daß Sie eine eigene Meinung, eine eigene Stimme haben? Wollen Sie unbedingt mitbestimmen, auch wenn Ihnen eigentlich gar nichts zu sagen einfällt? Lehnen Sie jeden Rat ab, weil Sie ja schließlich »ganz anders« sind und niemand Sie und Ihre Situation jemals verstehen könnte?

Respektieren Sie selbst die Erfahrungen anderer Menschen, oder versuchen Sie sie auf Teufel komm raus von Ihren eigenen Erfahrungen zu überzeugen? Gibt es für Sie »objektive Wahrheiten«, oder haben alle Menschen ihre eigene subjektive Wahrheit? Lassen Sie andere Personen zu Wort kommen? Haben Sie schon mal jemanden niedergeschrien? Geben Sie sich Zeit und Ruhe, um »ganz Ohr« zu sein?

Die fünfte Ebene ist die der Selbstbestimmung. Hier erwacht das Bewußtsein unserer Existenz, unserer Empfindungen, Erfahrungen, Wünsche, Handlungen, hier reflektieren wir uns selbst. Wir hören den Klang unserer Stimme, wir hören unser eigenes Sein widerhallen. Überlebensinstinkte (Ebene 1), erotische Wünsche (2), Machtstreben (3), Gefühlsbindungen (4) ... darüber wachsen wir jetzt hinaus.

Und durch die Reflexion, die Beugung des Schalls aus den vier unteren Ebenen lernen wir unsere eigene Stimme kennen. Wenn wir jedoch keinen Kontakt zu unserem eigenen Erleben haben, plappern wir inhaltslos immer nur das nach, was uns jemand vorsagt. Freiheit besteht darin, daß wir uns selbst ausdrücken und unsere Handlungen selbst »bestimmen« können. Auf der fünften Ebene können wir also Freiheit und Distanz gewinnen und über uns hinauswachsen, unsere Richtung neu bestimmen.

Wes Brot ich eß ... (Verbindung der Ebenen 1 und 5)

Aber was ist, wenn die Ebene der materiellen Sicherheit (1) die fünfte Ebene bestimmt? Wenn uns immer nur die Sorge ums Überleben, die Angst vor Kälte, Armut, Mangel, Not antreibt?

»Wes Brot ich eß, des Lied ich sing«, sagt der Volksmund, und damit ist genau die Beziehung dieser beiden Ebenen ausgedrückt. Wer arm ist, muß dem »Brotgeber« nach dem Mund reden. Armut und Mangel verschlägt uns die Stimme.

In der altgriechischen »Demokratie« (zu deutsch »Volksherrschaft«) hatten nur diejenigen eine Stimme, die Land und Sklaven besaßen, und je mehr sie davon besaßen, um so mehr zählte ihre Stimme. Die Besitzlosen – Sklaven und Frauen – waren in der »Polis« stumm! Und als nach dem Mittelalter in Europa Parlamente und Parteien entstanden, waren wieder die Besitzenden die Bestimmenden: In England zum Beispiel durften nur Adelige und Bürger ab einer bestimmten Einkommensgrenze wählen und gewählt werden. Das »gemeine Volk« – Bauern, Handwerker – und Frauen hatten noch immer nichts zu sagen.

Dies wirkt bis in die Gegenwart: Obwohl um die Jahrhundertwende die Suffragetten in waghalsigen Auseinandersetzungen mit Polizisten, Attentätern, Politikern und oft auch mit den eigenen Ehemännern das Wahlrecht für Frauen erkämpften, ist das Wort von Frauen in der Politik noch immer leiser, vorsichtiger und seltener als das unserer Brüder. Und das hat unter anderem mit unserer geringeren Finanzkraft zu tun.

Dabei hängt das physische Überleben des Kindes vor allem von einer Frau, der Mutter, ab. Das Baby schreit aus Leibeskräften, wenn es trinken will, und es schreit immer weiter, bis es gestillt wird. Aber eine Mutter wird von ihrem Kind nicht verlangen, daß es »ihr Lied singt«, wenn es Hunger hat. Sie fordert keine Unterwerfung und übt keine Herrschaft aus. Wenn das Kind schreit, wird es gestillt, aus Instinkt, Liebe und Fürsorglichkeit. Warum ist dieses Verhältnis in Politik und Wirtschaft verlorengegangen?

Vielleicht sind es frühkindliche Frustrationen oder Fehlschaltungen, die zu Störungen in der Äußerung von Bedürfnissen führen. Manche Menschen bewahren sich die Unmittelbarkeit des Säuglings bis ins Erwachsenenalter: Wenn Ihnen etwas fehlt, schreien sie Zeter und Mordio, und schon springen alle. Sie kommandieren den Ober im Restaurant (»Wo bleiben meine Zahnstocher!«), äußern mit hypnotischer Eindringlichkeit ihre Herzenswünsche (»Dieser Fuchsmantel, wirklich! Würdest du diesen Fuchsmantel gerne an mir sehen? Was er kostet? Aber ich trage ihn doch nur für dich!«). Sie drohen mit abgrundtiefer Traurigkeit (»Weil du eben nichts für mich tust!«), fordern mit schneidender Stimme Zulagen, Vergütungen, Aufschläge oder erobern ihr Wunschobjekt gleich im Handstreich (»Also, diese Vase gehört jetzt mir!«).

Andere wiederum sind unfähig, ihre ureigensten Bedürfnisse auch nur zu denken, geschweige denn auszudrücken. Und selbst wenn sie etwas ganz notwendig brauchen, wagen sie nicht darum zu bitten, weil sie sich generell unwürdig oder ohnmächtig fühlen.

Weil man traditionellerweise von Männern erwartet, daß sie »eine Familie zu ernähren« haben, sind ihre Gehälter im allgemeinen höher als die von Frauen, und das kommt auch eingefleischten Junggesellen zugute. Frauenarbeit dagegen gilt mancherorts noch immer als Zuverdienerinnen-Luxus, und deshalb müssen Frauen mit weniger Geld vorliebnehmen als ihre männlichen Kollegen, selbst wenn sie zwei Kinder und eine alte Mutter zu versorgen haben. Was bedeutet es, wenn Frauen Torten in sich hineinschlingen? Hat es etwas damit zu tun, daß sie sich genieren, ihr Stück vom Kuchen abzuschneiden, wenn es um wichtigere Werte geht?

Manche Menschen reden nur von Geld, Liegenschaften, Diamanten, Beteiligungen, Aktienkursen, Rohstoffpreisen, Marktlücken, Gewinnchancen, und wer sich um immaterielle Werte und Bedürfnisse kümmert, erscheint ihnen als hoffnungsloser Spinner, Romantiker und Wirrkopf.

Trotzdem gibt es unter ihnen welche, die sich ganz rührend um die Bedürfnisse der anderen kümmern: Selbst wenn Sie im Augenblick wirklich wunschlos glücklich sind, wird Ihnen ein guter Verkäufer mühelos klarmachen, daß Sie sich immer nur nach seinem Produkt gesehnt haben. Er führt Ihnen seinen ganzen Warenkatalog in bunter Fülle vor Augen, fragt Sie unauffällig nach ihren persönlichen Vorlieben, erwirbt durch seine Einfühlsamkeit Ihr Vertrauen (»Wer kümmert sich denn so rührend um meine gehbehinderte Nichte wie dieser nette, unauffällige Herr?«). Und wenn Sie dann Ihre Lebensgeschichte erzählt haben und vor so viel Menschlichkeit schier dahinschmelzen, trifft Sie die blitzschnelle Frage: »Möchten Sie jetzt eigentlich das grüne oder das rote Auto?« Auto? fragen Sie sich nach einer Schrecksekunde. Ich? Äh? Und schon fühlen Sie sich schuldig. Dieser arme Mann, da hat er doch so viel Zeit mit mir verbracht. Und meine gehbehinderte Nichte! Und rote Autos sind im Straßenverkehr auffälliger – also sicherer, aber ich wollte doch eigentlich gar ... nicht ... Der unauffällige Herr lächelt Sie liebevoll und erwartungsvoll an. Und Sie rufen sich Ihren Kontostand ins Gedächtnis. »Da ist ein kleines Problem!« sagen Sie schüchtern. »Aber das macht doch nichts!« strahlt Ihr Geschäftspartner. »Was glauben Sie, wie viele Leute heute

Schulden haben!« Sie brauchen sich wegen Ihres seichten Kontostandes gar nicht zu genieren, denn schon hat er ein Finanzierungsmodell bereit, natürlich nur für Sie persönlich, normalerweise tut er das nicht. Aber da Sie ja diese gehbehinderte Nichte haben ... Und nun geht's Ihnen wirklich gut: Sie kriegen das Auto, das ganz persönlich zu Ihnen paßt, zu einem Preis, der ganz auf Sie persönlich zugeschnitten ist, und noch dazu von einem Verkäufer, zu dem Sie ein wirklich persönliches Verhältnis hatten – und das ist doch auch was wert, in einer so anonymen, pragmatischen Welt!

Solche Verkaufstechniken werden heutzutage in Lehrgängen gepaukt (vor allem in den Vereinigten Staaten). Die zukünftigen Verkäufer werden trainiert, auf der Klaviatur Ihrer Ängste, Wünsche, Bedürfnisse und Schuldgefühle zu spielen. Aber wenn die »alternative Methode« (»Wollen Sie jetzt lieber x oder y?«) auf Sie angewendet wird, sollten Sie gar nicht erst hin und her überlegen. Antworten Sie ganz frech mit einer Gegenfrage: »Würden Sie mich lieber ins Ritz oder ins Plaza einladen, damit wir dieses wunderbare Gespräch fortsetzen können?«

Verkäufer dürfen keine Skrupel haben. Aber manchmal springen »selbstbestimmte« und »selbstbestimmende« Personen aus dem System heraus. »Na, da wissen wir ja, was wir zu tun haben«, sagte die Bankangestellte im eleganten Schneiderkostüm ironisch. »Aber mich kriegen die nicht dazu!« Meine Neugierde war geweckt. Ich fragte, was los sei. Ohne zu zögern, klärte sie mich auf: »Uns wird von der Leitung vorgeschrieben, wieviel wir in jeder Filiale zu verkaufen haben: Sparbriefe, Pfandbriefe, Sparkonten, Bausparverträge. Seit über zwanzig Jahren arbeite ich jetzt schon in dieser Bank, und immer tadellos!« beteuerte sie. »Aber einer Rentnerin mit achtzig Jahren einen Bausparvertrag andrehen? Das bring ich nicht übers Herz! Ich kann nur verkaufen, woran ich selbst glaube.« Ich mochte diese Frau. Wie offen sie mit mir, einer Kundin, sprach! Unter zahllosen Verkäufern und Verkäuferinnen eine, die nach den echten Bedürfnissen der Kunden fragte.

Wie reden wir über Erotik?
(Verbindung der Ebenen 2 und 5)

Wenn die zweite Ebene, die der Fortpflanzung und Erotik, mit Fallen und Drahtverhauen garniert ist, kann Kommunikation recht peinlich werden. Wenn Kinder fragen, woher die Babys kommen, was Papa und Mama da zusammen machen, was diese komischen Wörter »bumsen« oder »wichsen« bedeuten, die sie im Sandkasten von den Größeren aufgeschnappt haben, dann stammeln Erwachsene manchmal verlegen herum, schweigen betreten oder reden sich auf mythische Agenten wie den Storch oder den lieben Gott heraus.

Als mein Biologielehrer dem Lehrplan folgend über menschliche Fortpflanzung sprechen *mußte*, blickte er lange zu Boden und äußerte dann feierlich und verstört zugleich, daß es ihm »bei Gott« (!) nicht leichtfalle, über »das« zu sprechen. Schicksalsergeben rollte er ein Schaubild mit einer Darstellung der weiblichen und männlichen Sexualorgane auf und nannte mit versagender Stimme die lateinischen Begriffe für diese äh ... diese »Geschlechtswerkzeuge«.

Wissenschaftliche Fachausdrücke mit ihrer klinisch-hygienischen Sauberkeit gleichen den Gummihandschuhen, mit denen man schmutziges Geschirr spült oder ansteckende Kranke anfaßt. Die Ergänzung dazu – nicht weniger hilflos – sind die schlüpfrigen bis widerlichen Männerwitze, das süffisante Lächeln oder das dröhnende Gelächter, mit dem Männer sich einreden, daß sie auf diesem Gebiet das Sagen haben. Aber die stereotype Sprache der Pornographie zeigt meist nur die Verarmung der erotischen Praxis.

Auch wenn Sie einer von all jenen Theorien folgen, die über Sexualität und Erotik kursieren, ist Ihr eigenes Erleben fremdbestimmt. Wer außer Ihnen selbst soll wissen, wann und wie oft Sie den Wunsch nach Erotik haben und wie Sie sich die Begegnung wünschen? Das entwickelt sich schließlich ganz individuell aus dieser Begegnung, es ereignet sich spontan und unumkehrbar.

Außerdem widersprechen sich die Theorien nur allzuoft. Einmal heißt es: »Ein Mann, der kein Nachspiel zustande bringt, sondern sich gleich umdreht und einschläft, ist ein Rohling!« Und dann findet der Fortschritt der Wissenschaft heraus: »Ein Mann, der nach Ihrem Orgasmus noch an Ihnen rumfummelt, stört Sie beim wirklichen Genuß!« Wenn Sie also Ihrem Partner die Pistole an die Brust setzen und ihn mit Verweis auf diese oder jene wissenschaftlichen Erkenntnisse zu veränderten Sexualakten zwingen wollen, unterwerfen Sie ihn einer fremden »Stimme« und rauben sich und ihm die Möglichkeit einer freien Entwicklung.

Der Gipfel der Fremdbestimmtheit aber ist die Vergewaltigung. Mir sind drei Fälle bekannt, wo Frauen nach einer Vergewaltigung psychische beziehungsweise psychosomatische Traumata in der Halsgegend (!) davontrugen: Sie träumten, erwürgt oder aufgehängt zu werden, oder erkrankten an langwieriger Bronchitis. Weniger das Erotische war verletzt als ihre Menschlichkeit. Sie hatten keine Chance zu sagen, was sie wollten oder nicht wollten. Sie hatten es versäumt zu schreien. Der Schrei war nach innen losgegangen und blockierte nun die Luftröhre.

Leider stößt auch der positive Ausdruck der Lust auf Grenzen. Erotische Wünsche bleiben unerfüllt, weil die Wörter und Gesten fehlen, um sie auszudrücken. Ein Graben der Peinlichkeit tut sich auf zwischen Männern und Frauen, man gibt sich stumm dem unvermeidlichen Naturgeschehen hin.

Für Frauen galt es früher als unschicklich, ihre Lust im Ehebett akustisch kundzutun. Wonnevolles Stöhnen, Gurren, Glucksen, Zwitschern war verpönt. Erst recht in der Öffentlichkeit: Eine Dame hatte nicht über Dinge zu sprechen, die unter der Gürtellinie liegen. Wenn in feuchtfröhlichen Runden dann die Zoten zu kreisen begannen, hatte eine Dame darauf zu bestehen, daß jetzt das Thema gewechselt würde. Damen hatten die unsauberen Intimitäten des Ehelebens peinlichst zu verschweigen. Sie hatten »darüberzustehen«. Allenthalben drohte Schlüpfrigkeit, und noch heute neigen wir dazu, sexistische Äußerungen einfach zu ignorieren und so zu tun, als wäre nichts vorgefallen.

Das ist natürlich eine hilflose Vermeidungstaktik, eine Verschleierung unserer (vermeintlichen) Ohnmacht. Dabei könnten wir ohne weiteres den Spieß umdrehen und ganz herzhaft und schmerzhaft zurücksticheln, wenn wir nur mal unsere Hemmungen ablegen würden. Dann würden wir sehen, daß Männer erstarren und erblassen, wenn wir ihre Genitalien ebenso fröhlich in die Öffentlichkeit zerren wie sie die unsrigen.

Aber sinnvoller ist es natürlich, eine poetische, fröhliche, geschwisterliche Sprache der Erotik zu entwickeln, eine sinnliche Sprache, die sich dem Körper anschmiegt, eine duftende Sprache, die den Körper verzaubert, eine Stimme, die mit Genuß gesättigt ist und Heiterkeit verströmt. »O Göttin, schön ist es, deine Stimme zu hören«, heißt es in einem altägyptischen Hymnos. Und im modernen ägyptischen Rundfunk gab es einmal eine Sprecherin, die eine so schmelzend-gurrend-lustvolle Aussprache hatte, daß einige strenge Männer darin Unzucht und Verderben wähnten und darum baten, sie ihres Amtes zu entheben.

Erotischen Ausdruck zu entwickeln braucht Zeit und Vertrauen, für Männer wie für Frauen. Denn es gibt ja so viele Ängste, Peinlichkeiten und Traumata, die wie Tretminen unter dem unbekannten Gelände liegen.

Die Sprache der Macht
(Verbindung der Ebenen 3 und 5)

Natürlich drückt das Privileg, jemanden zum Objekt zu machen, ohne selbst zum Objekt gemacht zu werden, auch Macht aus. Wer das Privileg hat, anderen die Realisierung seiner Interessen und Wünsche aufzudrücken, hat Macht.

Befehle, Forderungen, Aufforderungen, Zuschreibungen, Drohungen, Ultimaten, Strafpredigten ... das ist die Sprache der Herrschaft. Sie ist in hierarchischen Gesellschaften ganz normal. Die Herren – ob Despoten, Autokraten, Tyrannen, Führer, Herzöge, Vorsteher, Vorsitzende, Oberfeldwebel, Oberbefehlshaber, selbst stellvertretende Oberbefehlshaber, Großgrundbesitzer, Großfürsten, Großkhane, Fürstbischöfe, Kardinäle, Päpste, Könige, Kaiser, Mandarine, Sultane, Paschas – haben das Sagen. Das Volk gehorcht. Der Große spricht, das Volk jubelt; der Führer droht, das Volk kuscht; der Fürstliche lächelt, das Volk atmet auf.

Nicht, daß der Mächtige immer brüllt und mit den Stiefeln knallt, nein, er kann es sich erlauben, leise, sanft und langsam zu sprechen – denn die Untergebenen wissen zu schweigen. Sie hören nicht nur zu, sie sind hörig. In autoritären Gesellschaften wird geschmeichelt, gelogen und »freudig« ja gesagt. Wer nein sagt, kann Beruf und

Leben verlieren. Es herrscht Versammlungsverbot, Rede-
verbot, Telefone werden abgehört, Spitzel sind unterwegs,
die jedes systemkritische Wort mit spitzem Bleistift auf-
zeichnen ... Da hat das Wort noch eine Bedeutung.

Aber in unserer modernen Demokratie kann jeder sagen,
was er will, solange er nicht gerade sehr stört. Es herrscht
Meinungsfreiheit. Sie herrscht. Sie können sagen, was Sie
wollen, allerdings könnte es sein, daß niemand Sie hört,
weil jeder selbst nur darauf bedacht ist, zu sagen, was es
ihn zu sagen drängt, und er keine Zeit zum Zuhören hat.
   Die Sprache der Macht gibt es auch in der Demokratie,
nur raffinierter, indirekter. In Rhetorikkursen lernen Sie,
wie Sie – durch geschickt gewählte Bilder, deren psychische Wirkungen Sie kennen, durch rhetorische Fragen,
deren Antworten Sie suggerieren, durch logische Labyrin-
the, deren Ausweg Sie vorgeben, durch Stilfiguren, die
Ihre Diktion intensivieren, durch plötzlichen Stimmeinsatz,
der die Wucht Ihrer Persönlichkeit zur Geltung bringt –
Ihre Interessen durchsetzen und potentielle Gegner ins
Aus manövrieren. Und wer eine Rolle in Politik und Wirtschaft spielen will, kommt nicht drum herum, sich rhetorisch schulen zu lassen.
   Bei Männern ist man bereits an diese Art zu reden
gewöhnt. (Wenn man ein bißchen hinhört, kann man
feststellen, wer einen solchen Kurs mitgemacht hat und
wer nicht.) Von Frauen kennt man eher eine einfühlsame,
teilnehmende Art der Kommunikation. Sie ist zur Lösung
von Problemen auch viel geeigneter. Aber dann preschen
Frauen in öffentliche Stellungen und absolvieren ebenfalls
diese Rhetorikkurse, und plötzlich tritt die Lächerlichkeit
dieser Sprechweise zutage: Sie klingt umständlich, ge-
spreizt und egozentrisch.
   Herrschaftsfreie Kommunikation ist auch in der Demo-

kratie nicht garantiert. Ihr Chef redet anders mit Ihnen als Sie mit ihm. »Was erlauben Sie sich, Sie sind meine Stimme und sonst nichts!« fuhr ein Konsul eine Dolmetscherin an, die Kommentare zur Übersetzung dazugeliefert hatte.

Dann gibt es auch die Macht der »Sachzwänge«, die Ihren Verstand knebeln. Wenn in den Firmenbilanzen die roten Zahlen sprechen, dann haben *Sie* nichts mehr zu sagen. Sie würden ja so gerne Ihrem Chef raten, daß er Hasen und Igel am Leben und den Auftrag fahren lassen soll, aber da Sie eine kompetente Buchhalterin sind, wissen Sie selbst, daß der Betrieb dann in die roten Zahlen käme. Und das wollen Sie doch nicht, denn da wäre ja Ihr eigener Arbeitsplatz bedroht. Also schlucken Sie Ihre Einwände hinunter. Nur dieses Mal noch. Sie sagen heute ja, damit Sie sich nicht die Chance nehmen, morgen vielleicht doch noch einmal nein sagen zu dürfen.

Die einzelnen Lebensbereiche sind in unserer »zivilisierten« Gesellschaft voneinander abgeschnitten, disloziert, fragmentiert und dennoch undurchsichtig miteinander verflochten. Die Möglichkeit, Erfahrungen gemeinsam zu machen, Erfahrungen zu vermitteln, sich in die Erfahrungswelt anderer Personen einzufühlen, ist durch die Geschwindigkeit der nötigen Reproduktionsvorgänge reduziert. Und deshalb wirken die Redestrukturen in Parlamenten, Beratungsgremien, Diskussionsrunden so fragmentarisch und verkrampft. Ein falsches Wort kann einen Skandal hervorrufen, wenn ein Journalist gerade eine Schlagzeile braucht.

In einem Wildbeuterstamm dagegen – wie zum Beispiel im Amazonas-Urwald – wird Nahrung und Erfahrung geteilt. Alle kennen einander aus einer Vielzahl von gemeinsam erlebten Situationen. Gefühle und Meinungen werden vom ganzen Stamm geteilt. Ich nehme an, daß das die Kommunikation einfacher macht. Auch wenn sich die Stammesangehörigen über die Lösung von Problemen (»Wie können wir trotz der weißen Goldsucher und Holzfäller überleben?«) nicht einig sind, so wissen doch zumindest alle, daß es um das Wohl des ganzen Stammes und aller einzelnen geht. Persönlicher Einfluß und Redegabe sind also direkt mit Bedürfnissen und Gefühlen verbunden. In autoritären Gesellschaften, die in Herrschaft und Volk gespalten sind, aber auch in modernen Demokratien, wo diverse Interessengruppen sich gegenseitig ein Tauziehen liefern, ist dies verlorengegangen.

Der Klang der Gefühle
(Verbindung der Ebenen 4 und 5)

Gewöhnlich drückt die Stimme unmißverständlich aus, in welcher Stimmung wir uns befinden, aber die standardisierten und beherrschten Stimmen, die man in der Öffentlichkeit hört, verraten meist nur, daß der Sprecher/die Sprecherin mit Sicherheit seine/ihre Gefühle zu unterdrücken weiß und sich keine Blöße geben will. Gefühl zu zeigen gilt schließlich als Schwäche.

Selbst in Schlagern, wo von Liebe, Verlassenheit oder Glück gesungen wird, bleibt das Timbre meist eher flach. Ganz anders im Orient. Ich habe einmal eine türkische Sängerin erlebt, die sich so sehr in die Traurigkeit eines Liebesliedes hineinsteigerte, daß ihre ganze Mimik nur noch Schmerz war. Sie schlug die Hände vors Gesicht, griff sich krampfartig in die Haare, modulierte die Melodie zum Schluchzen und Weinen, schüttelte fassungslos den Kopf und warf sich, das Mikrophon in der Hand, verzweifelt auf die Knie. Der ganze Saal applaudierte, sie stand auf und verbeugte sich artig.

In der chinesischen Medizin wird der Klang der Stimme in die Diagnose des seelischen und körperlichen Wohlbefindens einbezogen. Der Arzt achtet mit feinem Gehör auf die Sprechmelodie des Patienten: Eine grobe und laute Stimme verrät eine Überfunktion von Leber und Galle (Holzelement) und hat psychisch mit Wut und Gewalt zu tun. Das Gegenteil, ein flaches, hauchendes Stimmchen, das sich einfach nicht durchsetzen kann, zeigt eine Unterfunktion dieses Elementes an. Eine subtil singende Sprechmelodie lenkt die Aufmerksamkeit des Diagnostikers auf das Erdelement – Magen und Bauchspeicheldrüse –, das mit Sorgen und Sehnsucht nach Zärtlichkeit und Sicherheit verbunden ist. Der weinerliche Klang gehört zum Metallelement – Lunge und Dickdarm – und verrät Traurigkeit sowie unstabile Gefühle.

Wenn wir wirklich auf den Klang der Stimme hören, können wir ein ganzes Spektrum von Gefühlsnuancen wahrnehmen: Schüchternheit, Enttäuschung, Ärger, Erbitterung, Empörung, Heiterkeit, Aufgewühltheit, Sanftmut, Humor, Freude, Hoffnung und so weiter. Aber der Berufsalltag verlangt zumeist die Konzentration auf den Inhalt des Gesagten, Diskussionen finden auf der sachlichen Ebene statt, man steckt die Positionen ab, versucht deren Legitimität zu erklären, formuliert Einwände gegen andere Ansichten und hakt sich an Denkfehlern fest. So kommt es oft zu ritualisierten Scheingefechten, obwohl vielleicht längst Einklang und Einmütigkeit herrscht. Oder es werden unmäßige Tiraden losgelassen, die nur den Geltungsanspruch eines Redners durchsetzen oder seine heimlichen Ängste verbergen sollen. Die Zuhörer spüren es instinktiv, werten diese Wahrnehmung aber nicht aus, um sie dann auf der menschlichen Ebene zu klären, sondern verbeißen sich im rein formalen Inhalt des Gesagten.

Das heißt: Gefühle sind zwar immer da, aber niemand

befaßt sich so recht mit ihrer Aussagekraft. Und das ist ein Verlust, denn manchmal ist ein individuelles Gefühl informativer und zutreffender als eine Argumentation.

Die »Gefühllosigkeit« der Stimmen in unserer Öffentlichkeit liegt auch darin begründet, daß diese Öffentlichkeit traditionell von Männern »bestimmt« wurde. Gefühle wurden auf Frauen abgewälzt. Jetzt, wo psychisch stabile, intellektuell brillante Frauen ganz ohne »hysterische Anwandlungen«, mit fest gestricktem Nervenkostüm in die Öffentlichkeit drängen, überzeugt diese Sichtweise nicht mehr. Und zu ihrem und unserem großen Glück wagen es jetzt allmählich auch Männer, ihre fest verschlossenen Brustpanzer aufzustemmen.

Nur wenn wir Gefühle zulassen und äußern, können wir die Freiheit und Selbstbestimmung der fünften Ebene entwickeln. Machen wir also aus unserem Herzen keine Mördergrube. Anstatt Gefühle zu quetschen und einzuschließen, sollten wir sie lieben und wiegen, reflektieren und ausdrücken und uns auch für die Gefühle unserer Umwelt bewußt interessieren.

Klangwellen

Und wie können Sie diese fünfte Ebene befreien, wie finden Sie Ihren echten Klang? Zunächst entspannen Sie Ihren ganzen Körper. Sie können zum Beispiel durch Loslassen der Beckenbodenmuskeln und durch Schütteln, Zittern, Vibrieren des ganzen Körpers die erste Ebene, die des materiellen Urvertrauens, stimulieren.

Die zweite Ebene können Sie »erlösen«, indem Sie die Muskeln bewußt entspannen, die Ihre Taille zum Hohlkreuz formen. Lassen Sie das Becken hängen und fühlen Sie sich orange-golden-glücklich, wohlig und behaglich im Bauch.

Richten Sie sich in der dritten Ebene auf, aber ohne die Brust herauszudrücken. Bekennen Sie sich zu Ihrem eigenen Selbstwertgefühl, versuchen Sie die Kraft des Zwerchfells zu spüren, die Ihrer Stimme mehr Nachdruck verleihen kann.

Empfinden Sie das feine Schwingen der Herzgegend, wo das Du mit dem Ich verschmilzt, wiegen Sie sich im Brustkorb befreien Sie die Arme, lassen Sie sie in der Luft schweben. Dann beginnen Sie sanft zu vibrieren. Lassen Sie das Vibrieren in die Schultern aufsteigen, lockern Sie die Schultern, damit die Energie aus dem Körper durch den Hals nach oben steigen kann. Auch dieses Oberkörperzittern gehört zum Bauchtanz. Es lockert Ihre Schultern, und alles, was Sie wider besseres Wissen festhalten, kommt in Bewegung.

Bewegen Sie nun auch Ihren Hals (und Kopf) in verschiedene Richtungen und beobachten Sie sich dabei! Sind Sie wendig genug, um auch nach hinten über die Schulter zu blicken, oder gibt es da Muskelstränge, die diese Bewegung blockieren? Sind Sie »halsstarrig«? Oder halten Sie den Kopf oft seitlich geneigt, um jemandem Ihre »Geneigtheit« zu bekunden? Oder nicken Sie gerne? Ziehen Sie das Kinn meistens zur Wirbelsäule hin? Das streckt zwar die Halswirbel, erweckt aber oft auch den Eindruck von starrer Kompromißlosigkeit. Oder ziehen Sie umgekehrt das Gesicht nach vorn – beim Gehen, beim Lesen, beim Fernsehen, vor dem Computer? Damit blockieren Sie die Energieströme zwischen Kopf und Körper ...

Wenn Ihr Hals locker geworden ist, können Sie eine weitere Bauchtanzübung versuchen, nämlich Hals und Kopf auf den Schultern nach rechts und links gleiten zu lassen, wobei die vertikale Achse des Kopfes gleichbleibt, nur der Hals gibt nach. Durch diese Bewegung und durch

Achterschleifen des Halses können Sie auch die Schädelbasis lockern (wo manchmal Existenzangst und Kontrolle
gespeichert sind). Sie werden bemerken, daß alle diese
kleinen Modifikationen, die Ihre Energie besser zirkulieren
lassen, auch Ihrer Stimme mehr Raum und Tiefe verleihen.

Die Stimme der Freiheit

Wenn Sie aus Ihrer ganzen Persönlichkeit sprechen, brauchen Sie keine rhetorischen Tricks, um sich durchzusetzen.
Denn Sie sind präsent, und alle werden es hören. Man
wird vielleicht einen leisen erotischen Unterton, eine sach-
te Gefühlsberührtheit, das Vertrauen, das Sie in Ihre Gesprächspartner setzen, aus Ihrer Stimme heraushören ...
und Sie brauchen weder »halsstarrig« zu sein noch »Kopf
und Kragen zu riskieren«, um sich zu »behaupten«. Sie
brauchen keinen Aufwand zu machen, um »sich selbst
treu« zu sein, denn Sie sind ja im Fluß.
    Hören Sie sich selber zu, und hören Sie anderen zu.
Zuhören kann kreativ sein, vor allem wenn Sie sich nicht
zu sehr auf den Inhalt des Gesagten konzentrieren, sondern die Persönlichkeit wahrnehmen, die sich ausdrückt.
Früher haben wir darunter gelitten, daß immer nur die
Männer an den Universitäten geredet haben, daß weibliche Sprache einfach nicht zu Wort kam, daß wir immer
zum Schweigen gezwungen wurden. Aber Schweigen ist
auch eine Kraft. Bewußt zuhören – nicht reaktiv zuhören –
kann Ihre monologisierenden Gesprächspartner im Hand-
umdrehen verwandeln. Wenn Sie gewissermaßen Ihr Ohr
wie ein Stethoskop an seine Eingeweide legen, gesteht er
plötzlich den verhohlenen Ärger, der ihn wie ein frustrier-
tes Kleinkind erscheinen läßt. Oder er gibt zu, daß seine
Loyalität gegenüber seiner Firma nur Selbstbetrug ist.

Wenn Sie seinem Herzen lauschen, hören Sie vielleicht seine Verzweiflung und Verlassenheit heraus. Sie haben jede Chance, verschüttete Wahrheiten hervorzulocken.

Das ist das taoistische »Tun durch Nicht-Tun, Sagen durch Nicht-Sagen«. Das ist die Yin-Tugend, die durch Zulassen und Aufnehmen wirksam ist – viel wirksamer als das parlamentarische Schlachtfeld konkurrierender Rhetorikschüler, die sich gegenseitig das Wort abschneiden.

Zu den Aufgaben der fünften Ebene gehört auch die Auflösung von Projektionen und Verallgemeinerungen. Die meisten Beziehungen sind Projektionsbeziehungen. Nicht wir werden gehaßt, nicht wir werden geliebt, sondern Menschen kritisieren an uns etwas Lästiges, weil sie es bei sich selbst nicht sehen wollen, oder sie bewundern an uns etwas Kostbares, weil sie es in sich selbst noch nicht ausgegraben haben. Und das tun wir alle. Ja, wir wählen uns unsere Partner und Freunde schon zu diesem Zweck aus: als Projektionsleinwand für unsere eigenen noch nicht erkannten oder noch nicht entwickelten Laster beziehungsweise Tugenden. Zorn und Beschimpfungen, Schmeicheleien und Bewunderung – alles, was von außen kommt – sollten wir also nicht allzu persönlich nehmen.

Die meisten Menschen nehmen schematisch wahr. Sie tragen Bilder (das ist die sechste Ebene) wie etwa das der »männermordenden Kokotte«, der »guten Ehefrau«, der »zarten Fee«, der »harten Intellektuellen«, der »lasterhaften westlichen Frau«, der »unterdrückten orientalischen Frau«, des »rücksichtslosen Unternehmers«, des »häßlichen Deutschen« und so weiter mit sich herum und drücken der nächstbesten Person, auf die es auch nur irgendwie paßt, eines davon auf. Klatsch!

Wenn Ihnen das passiert, wenn Sie persönlich für Umweltverschmutzung, kolonialistische Schandtaten des Westens, androkratische Infamie (als Mann) oder weibliche Raffinesse verantwortlich gemacht, wütend angegriffen und lästerlich beschimpft werden, brauchen Sie sich gar nicht erst zu verteidigen oder zu grämen. Sie müssen nur wissen, daß solche pauschalen, gefühlsüberladenen Angriffe aus schematischem Denken, mangelnder Einfühlung und ungenügender Selbstreflexion (Existenzangst, gestörte Sexualität, Machtstreben, Revanchismus) kommen. Die Auflösung von pauschalisierenden Bildern, Verallgemeinerungen und Scheininformationen ist eine Funktion der fünften Ebene, die uns Freiheit verleiht und Kommunikation erleichtert.

Massenmedien oder individuelle Kommunikation?

Wir werden heute ständig von einer Unmenge von Informationen und Bildern überflutet, und meistens kommen sie aus Apparaten und Objekten, die uns informieren, beschallen oder bebildern, die aber für unsere Meinungen oder Gefühle weitgehend tabu sind. Im Grunde ist das keine Kommunikation, sondern eine Einbahnstraße!

Natürlich haben wir die Möglichkeit, bei einer Fernsehdiskussion wehmütig oder verärgert hervorzustoßen: »So ein Blödsinn!«, aber es fragt uns keiner, warum. Es entsteht daraus kein Gespräch. Während uns die Menschen auf dem Bildschirm ins Gewissen reden, unsere Phantasie formen, sind wir stumm; während jene sich bewegen, agieren, gestikulieren, sich ausdrücken, sitzen wir mehr oder weniger unbeweglich im Fernsehsessel, so daß unsere Energie gar nicht richtig zirkulieren kann. Und je weniger wir uns selbst ausdrücken, um so abhängiger werden wir von den äußeren Bildern. Statt unsere eigene Schönheit zu entdecken, orientieren wir uns an schönen Begleiterinnen wichtiger Männer, statt unsere eigenen Abenteuer zu leben, tragen wir die Operetten oder Tragödien aus dem Leben von Zelebritäten mit uns herum.

Leserbriefe in den Zeitungen, die Direktnummer, mit der sich Zuhörer oder Zuschauer in Rundfunk und Fernsehen einschalten können, Wunschkonzerte oder die Zensur durch die Einschaltquoten beim Fernsehen, alles das sind nur äußerliche Wege einer krampfhaften »Demokratisierung«. Wenn die Herren von der Direktion festlegen, daß ab jetzt Pornofilme ins Abendprogramm eingefügt werden, können Sie sich quer- und krummlegen, Ihre Meinung ist nicht gefragt. Sie können ja abschalten. Tausende andere aber tun es nicht, und einer von ihnen wird Sie am nächsten Morgen in der U-Bahn mit seinen Blicken ausziehen.

Wenn eine Regisseurin ein neues, unzensiertes Frauenbild präsentieren will, wird ihr vielleicht gesagt, daß das nicht repräsentativ sei für den Durchschnitt, und sie kommt nicht an die Geldmittel. (»Was Durchschnitt ist, bestimmen wir!«)

Deshalb meine ich, daß wir uns von Einbahnmedien lösen sollten und statt dessen lieber unsere eigenen Eindrücke wachrufen und ausdrücken sollten. Die für Sie wichtigen Informationen gewinnen Sie nicht vom Bildschirm, sondern durch Nachdenken, Einfühlen, plötzliche Eingebungen, Ideen, durch Selbstreflexion und die Entfaltung von Beziehungen. Und persönliche Freiheit gewinnen Sie nicht dadurch, daß Sie über alles informiert sind und reden können, sondern indem Sie sich selbst ausdrücken. Lassen Sie den ganzen Körper sprechen, im Tanz, im Alltag, erleben Sie Ihre Lebendigkeit. (Im Grunde ist auch dieses Buch ein solches Einbahnmedium. Gerade deshalb hoffe ich, daß ich meine Leser/innen auch persönlich – in Workshops oder Seminaren – kennenlerne,

damit wir unsere Dimensionen weiter entfalten und alle
dazulernen können.)

»O Göttin, schön ist es, deine Stimme zu hören!« heißt es
in dem schon erwähnten altägyptischen Gedicht. Wie
würde unsere Gesellschaft klingen, wenn mehr selbstbestimmte Frauen zu Wort kämen? Würden Männer dadurch geknebelt? Ich glaube nicht. Im Gegenteil: Gerade
dann kann überhaupt erst Kommunikation zwischen den
Geschlechtern entstehen. Dann fallen vielleicht auch die
gewohnten Pauschalbegriffe und Verhaltensnormen von
»männlich« und »weiblich« weg, und Frauen und Männer
entdecken sich gegenseitig als Individuen.

Ich glaube zum Beispiel, daß die Leistung von Nafis
Sadiq und ihren Kolleginnen auf der Bevölkerungskonfe-
renz von Kairo im September 1994 viele Kommunika-
tionsbarrieren niedergerissen hat. Zum erstenmal wurde
in einem solchen UNO-Gremium die Selbstbestimmung
von Frauen über ihren Körper sowie ihr Recht auf Bildung
und Wohlstand vor einem weltweiten Publikum formuliert. Auch die Gegner kamen hier zu Wort, und so kam
ein Reflexionsprozeß über das Verhältnis von Religion
und Körperlichkeit zustande.

SECHSTES KAPITEL

Schleier und Licht: Die Befreiung der Vision von Glauben und Denken

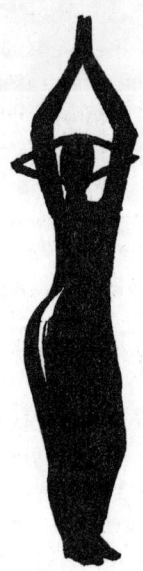

Das innere Auge

»Wie aber hältst du's mit der Religion?« lautet die nächste Frage. Wir steigen nun wieder eine Ebene höher und entdecken in uns die Fähigkeit der Vision.

Lassen Sie Ihren Blick über Ihre Umgebung gleiten – die Verästelungen und das Blattwerk Ihrer Zimmerpflanzen, die gemusterten Vorhänge, die gepolsterten Sessel –, schließen die dann die Augen, lassen Sie Ihre Aufmerksamkeit durch Ihren Körper und all die Stationen wandern, durch die wir gegangen sind, fokussieren Sie dann

Ihr Bewußtsein auf einen Punkt in der Stirnmitte ein wenig über den Augenbrauen, atmen Sie entspannt weiter ... Was sehen Sie? Die Komplementärfarben Ihrer Zimmereinrichtung? Ein kleines orangerotes Pferdchen? Den Himmel offen? Opakes Violett? Oder gar nichts? Alle Bilder, die Sie sehen, sind okay. Alle Bilder, die Sie nicht sehen, ebenfalls.

Wenn Sie eigene Visionen haben, so brauchen Sie nicht ins Kino zu gehen. Ob diese Visionen zuverlässig sind, ob sie Wahrheitscharakter haben, das ist eine andere Frage.

Glaube oder Wissenschaft?

Glaube oder Wissenschaft, Subjektivität oder Objektivität, Illusion oder Wahrheit ... das sind die Fragen, die auf dieser Ebene anstehen.

Glauben Sie, was man Ihnen über das Jenseits erzählt hat, daß da Engel umhergeistern und Halleluja singen? (Ich jedenfalls »wußte« als Kind ganz genau, daß ich nach meinem Tod die Göttin Athene treffen würde.)

Glauben Sie an die Unfehlbarkeit des Papstes (vor allem, wenn's um Empfängnisverhütung oder die Jungfräulichkeit Mariae geht), die Geschichten von Adam und Eva, Abraham und Moses? Glauben Sie, was die Evangelienschreiber über Jesus erzählen? Die Endzeitprophezeiungen des Johannes auf Patmos über die Vernichtung der Hure Babylon? Oder die des NOSTRADAMUS?

Glauben Sie, wenn Ihnen Zigeunerinnen für nur fünf Mark weissagen, daß Sie morgen einen Brief und außerdem vier Kinder bekommen? Glauben Sie spontan und willig, wenn Ihnen Esoterikerinnen oder Esoteriker mit hallender Stimme tiefe Wahrheiten über Ihre ganz spezielle Mission eröffnen, die sie in Ihrer Aura entdeckt haben wollen, oder über außerirdische Intelligenzen, deren Weisheiten sie als auserwählte Medien channeln, über verborgene Meister im Himalaya, über die Rückkehr eines längst verschiedenen Übermeisters?

Verachten Sie Ignoranten, die außerhalb Ihres Glaubenssystems dahinvegetieren? Kämpfen Sie unter Einsatz Ihrer ganzen Beredsamkeit, Ihrer gesamten Persönlichkeit darum, die Irrenden und Sündigen von Ihrer Sicht der ersten und letzten Dinge zu überzeugen? Würden Sie für Ihre Glaubensvorstellungen das Schwert ergreifen oder mit dem Feuer zündeln?

Oder verabscheuen Sie jede Art von religiösem Fanatismus? Entlocken Ihnen Mythen, Legenden, Dogmen und ähnliche »Hirngespinste« nur ein müdes Lächeln oder zynisches Grinsen? Sind Sie stolz auf Ihr aufgeklärtes, wissenschaftliches Weltbild? Ist die Beschäftigung mit spirituellen Dingen für Sie eine Flucht vor der Realität, ein Kotau vor östlichen Gurus, ein Luxus für Leute, die zuwenig Arbeit und zuviel Zeit haben, ein Schwelgen in Phantasie und romantischen Illusionen? Sind übersinnliche Wahrnehmungen für Sie reiner Humbug, und halten Sie nur das, was Sie berühren und sehen können, für wirklich existent?

Gegensätze und »Synthesen«

In dem Roman »*Madame Bovary*« beschreibt GUSTAVE FLAUBERT eine makabre Szene: Die Titelheldin, die die engen Grenzen ihrer bürgerlichen Ehe sprengen wollte, daran scheiterte und sich deshalb vergiftete, liegt nun auf dem Totenbett. Zwei Männer halten die Totenwache. Sie sind sich spinnefeind, denn sie haben diametral entgegengesetzte Weltanschauungen. Auf der rechten Seite murmelt der Pfarrer gottergeben seine Gebete und reinigt mit Weihrauchschwaden die sündige Tote, auf der linken Seite desinfiziert der materialistisch eingestellte Apotheker die Bahre mit Ammoniakgeist. Über die Leiche der schönen Madame Bovary werfen sie sich erbitterte Blicke und spitze Worte zu.

Religion oder Wissenschaft, Glaube oder Verstand ... das ist das Thema dieser sechsten Ebene. Soll man mit dem physischen Auge, dieser geäderten und innervierten Ausstülpung des Gehirns, sehen oder mit dem geheimnisvollen »Dritten Auge«, der inneren immateriellen Hellsichtigkeit?

Es gibt viele Mythen, Legenden und Dogmen über die Welt, die hinter der diesseitigen Welt liegt, oder über die Schöpfung dieser Welt. Aber bereits im Mittelalter wurden kirchliche Glaubenslehren hinterfragt. Man raufte sich Bart und Haare und versuchte auf Teufel komm raus, gläubige Hörigkeit und kritischen Verstand in Einklang zu bringen. Man wollte keines von beiden aufgeben. Der Kirchenlehrer ANSELM VON CANTERBURY fand einen pfiffigen Ausweg: »Credo quia absurdum« – Gerade, weil ich es verstandesmäßig nicht erfassen kann, muß ich es glauben! Potztausend! Welch ein Geniestreich!

Lebenswelt und Transzendenz: Beseelte Natur, Göttinnen, Geburten und Wiedergeburten

Aber so einfach wollen wir es uns nicht machen!

Wenn wir die Geschichte der Religionen betrachten, so bemerken wir, daß die allermeisten Völker religiöse Vorstellungen über das Jenseits hatten. Schon die Tatsache der Geburt und des Todes läßt Menschen darüber nachdenken. Aber meistens gleichen die Auffassungen vom Jenseits den Erfahrungen der diesseitigen Lebenswelt: Der »Himmel« von Jägerstämmen spiegelt die Steppen und Wälder wider, in denen sie jagen. Nur gibt es in diesem Jenseits Eichhörnchen, Hasen, Rentiere und Bisons im Überfluß. Es gibt heilige Berge, Ebenen und Unterwelten, Bäume, die von der Erdmitte bis zur Himmelshöhe reichen, und sprechende Tiere. Durch Rituale verwandeln sich Menschen in Bären, Schlangen und Füchse, oder sie rufen den Geist der Tiere als persönlichen Beschützer herbei. Solche schamanistischen Traditionen wirken auch im Stadium der Seßhaftigkeit weiter und sind heute auf esoterischen Workshops wieder in Mode geraten.

Natürlich haben seit jeher Menschen den Vorgang der Geburt beobachtet, und von dem eindrucksvollen Bild der schöpferischen Frau, aus deren Bauch neue Lebewesen ins Licht der Welt geboren werden, leiteten unsere Vorfahren die Gestalt einer Urmutter und Schöpfungsgöttin ab, die unter verschiedensten Namen und Gestalten erscheint. Sie gilt als die Urmutter und Schöpferin eines Stammes, der Menschen überhaupt, ja, auch der Tier- und Pflanzenwelt. In ihrem Kraftfeld brachten die Menschentöchter ihre Kinder zur Welt.

Alles, was starb, so dachte man, kehrte wieder in den Schoß der Großen Mutter, der Erde, zurück. Die Seelen von Menschen aber warteten im Jenseits, bis sie wieder von einer neuen menschlichen Mutter geboren werden konnten. Die Vorstellung der Wiedergeburt war also bereits bei vielen Sammlerinnen-und-Jäger-Stämmen verbreitet und gewann noch zusätzliche Kraft, als Frauen den Ackerbau erfanden: Samen fallen zur Erde, keimen, wachsen, entfalten ihr Blattwerk, aus der Blüte bildet sich die Frucht, in der die neuen Samen reifen, und wenn die Pflanze stirbt und in der Erde verwest, so bleibt dennoch die Hoffnung ihrer Wiedergeburt durch den Samen erhalten.

In den frühen Ackerbauzivilisationen, die mit Ton und

Kupfer arbeiteten, gab es bald ein breitgefächertes Spektrum von weiblichen Gottheiten – Getreidegöttinnen, Muttergöttinnen, Tierherrinnen, Weisheits- und Schriftgöttinnen, Liebesgöttinnen und viele mehr, und darin spiegeln sich die vielfältigen Funktionen der Frauen in den frühen Gesellschaften wider. Da ihre Tätigkeiten im Kraftfeld einer Göttin stattfanden, waren sie von einer Aura des Sakralen umgeben. So wurde in der Antike auch zeremonielle Erotik in den Tempeln als sakral angesehen. Tänzerinnen waren Priesterinnen und Initiatorinnen. Sie wurden »Heilige« genannt, und sie hatten »heilige Körper«.

Die Vorstellungen über Göttinnen waren also Abbilder dessen, was Menschen (Frauen *und* Männer) in ihrer Lebenswelt erlebten, und ihre Bilder wurden auf Wände gemalt, in Stein, Ton oder Kupfer modelliert, in Mythen, Legenden, Hymnen, Lieder und Tänzen ausgedrückt. Die religiöse Vorstellung wurde in »irdischer«, sinnlich erfahrbarer Form dargestellt, gewissermaßen objektiviert. Dennoch waren diese Objekte nicht ohne Leben, denn jede Göttinnenstatue, jeder erotische Tanz erinnerte eine Anbeterin ja an das unsichtbare Kraftfeld, in dem sie und ihre Handlungen geborgen waren. Dazu kam auch das Bewußtsein des ständigen Formenwandels in der Welt (vom Mond über die Pflanzen, Tiere, Jahreszeiten, Elemente, den Körper der Frau), das in diesen Stadien der Religionsentwicklung sehr lebendig war.

Das Jenseits als Abbild des Diesseits:
Himmelsherrscher, Richter und Eifersüchtige . . . das
Bilderverbot

Aber es sollte bald zu einem Umschwung kommen. Man kann ihn in den Göttermythen erkennen wie in einem Bilderbuch. Souveräne Göttinnen werden von jungen

Kriegsgöttern getötet, vergewaltigt, geheiratet (!), verniedlicht, dämonisiert, als männliche Gottheiten ausgegeben oder überhaupt geleugnet.

An die Stelle des »amoralischen« Kreislaufes von Geburt, Tod und Wiedergeburt tritt die Figur eines strengen Richtergottes, der die Seelen der Menschen zu ewiger Verdammnis oder ewigem Glück verurteilt – je nach ihren Taten im Leben. An die Stelle des Vertrauens tritt die Angst. Der Tod wird zur Bedrohung.

Das beginnt bereits im pharaonischen Ägypten und setzt sich in der Lehre des Zarathustra, des jüdischen Jehova, des christlichen Gottvaters und des moslemischen Allah fort. Und hier setzt nun ein Novum in der Religionsgeschichte ein. Zum erstenmal wird den Gläubigen verboten, Bilder von ihrem Gott anzufertigen. Zwar stellte man sich den zarathustrischen Gott Ahura noch als Sonnenglanz vor, er wurde im Lauf der Zeit aber zum Licht schlechthin (das dann gegen die Dunkelheit kämpft) und dementsprechend natürlich nicht abgebildet. Möglicherweise haben jüdische Priester ihr Bilderverbot aus persischen Einflüssen bezogen, als sie im persisch beherrschten Babylon im Exil lebten.

Auch im christlichen Byzanz flammte der Bilderstreit immer wieder auf: Goldschimmernde Mosaike, kerzenbeleuchtete Ikonen, bemalte Heiligenstatuen wurden von Bilderstürmern zerstört. Ungefähr zur selben Zeit entstand auch der Islam, der das Bilderverbot übernahm. Durch das Ausweichen auf das bloße Ornament und die Kalligraphie wurden hier neue Kunstformen entwickelt.

Das Bilderverbot beruht auf einer Abstraktion vom Irdischen, einer Loslösung von Vorstellungen, die zu fixen Vorstellungen werden und versklaven können. Wenn man glaubt, daß eine Statue wirklich einen Gott enthält, und ihn im Kamelsattel mit sich herumschleppt, so ist dies natürlich ein Gefangensein in der konkreten Gestalt. Daß man aber dagegen per Verbot angeht, stimmt nachdenklich. Der Buddhismus brauchte solche Verbote nicht und hat dennoch durch die Lehre von der Illusion der konkreten Formen und durch den Aufruf zur Meditation größere geistige Freiheit hervorgebracht als die monotheistischen Religionen des Vorderen Orients und Europas.

Auch wurden durch diese Bilderverbote die Vorstellungen von Gott nicht wirklich überwunden. Gott hat Attribute: Er ist mächtig, eifersüchtig, duldet keine Rivalen neben sich, und . . . er ist männlich.

Das ist ein Abbild der sozialen Wirklichkeit, denn in diesen Zeiten war die Führung der meisten Stämme, Stadtstaaten und Regionen bereits in männliche Hände übergegangen. Absolutistische Führer standen an der Spitze von Stammesverbänden, Gottkönige an der Spitze von Großreichen.

Assyrische Eroberer ließen den Götterbildern der besiegten arabischen Stämme den Namen des assyrischen Staatsgottes »Aschur« einprägen. Die Eifersucht Jahwes führte, wenn man der Bibel glauben darf, zu Völkermord und Massakern an Andersgläubigen, und wahrscheinlich konnte der lose Stammesverband der Hebräer nur so zu *einem* Volk mit *einem* zentralen Führer zusammengeschmolzen werden. Durch den Glauben an den *einen* Gott konnte MOHAMMED die zersplitterten arabischen Stämme einigen und in den Kampf gegen Byzanz und Persien führen, wodurch das islamische Weltreich entstand; und so konnte auch KARL DER GROSSE die Stämme und Dörfer zu einem »christlichen« Reich zusammenschweißen, dem bald darauf große »christliche« Kolonialreiche folgten.

Der männliche Bias

Mächtig, eifersüchtig und männlich ...

Auch wenn Apologeten der monotheistischen Religionen behaupten, daß »Gott« weder männlich noch weiblich sei, die Sprache weist »Ihn« grammatikalisch als männlich aus, und so wird »Er« schon im Bewußtsein von Kindergartenkindern gespeichert.

Der historische männliche Bias ist auch in der modernen Esoterik durchaus nicht überwunden. Sie speist sich oftmals unkritisch aus alten Quellen und fällt auf die Ideologiebildung historischer Prozesse herein. Ob Rosenkreuzer, Kabbala, Sufismus, Anthroposophie oder Astrologie: sie alle verbleiben sprachlich und begrifflich mehr oder weniger deutlich im patriarchalischen Denken verhaftet.

Selbst das heute vielstrapazierte »positive Denken« ist teilweise nichts weiter als eine Neuauflage der protestantisch-kalvinistischen Maxime, daß finanzieller Erfolg den Segen Gottes ausdrückt. Demnach ist es religiös und tugendhaft, möglichst gute Geschäfte zu machen ... ganz egal, ob dabei Arbeiter ausgebeutet, Landschaften zerstört oder Kontinente versklavt werden.

Es ist nicht so leicht, sich aus »Vorstellungen« zu befreien, wie dies die Bilderfeinde geglaubt hatten. Denn diese Vorstellungen sind ja engstens mit der Lebenswelt der Menschen verflochten.

Das Bilderverbot und der Triumph der Wissenschaft

Andererseits haben diese monotheistischen Eiferer etwas getan, was man ihnen eigentlich zunächst gar nicht zutraut und was sie sich auch selbst nicht hätten träumen lassen: Durch ihre Zerstörungsaktionen gegen Göttinnenstatuen und Heiligenbilder haben sie die Leere der Abstraktion erzeugt, die den Raum für rationales Denken und technologische Weltherrschaft öffnete.

Als Daniel die geheiligte Schlange getötet hatte, verspottete er den babylonischen König: »Da seht ihr, was für einen Gott ihr verehrt habt!« Als Bonifaz die geheiligte Donareiche gefällt hatte, verspottete er die Germanen: »Wo bleibt denn jetzt die Rache eures mächtigen Gottes?« Als jüdische, christliche und moslemische Glaubenskämpfer Göttinnenfiguren Kopf oder Nase abschlugen, schlugen diese Göttinnen nicht zurück. Somit war der Glaube an sie als Phantasie bewiesen.

Aber damit schufen diese Gotteskämpfer auch ihre eigene Konkurrenz, denn durch ihr verzweifeltes Bemühen um Bildlosigkeit und Abstraktion ebneten sie Männern den Weg, die sogar die gedankliche Vorstellung von Gott selbst als Aberglaube und Phantasie abtaten und aufgrund ihres rationalen Denkens die technologische Kontrolle über die ganze Natur für sich beanspruchten. Die materialistischen Wissenschaften der Neuzeit siegten über die Religion des Mittelalters, und für deren Anhänger blieb nur noch Spott. Das Verhältnis zwischen Wissenschaft und Religion hat FLAUBERT in der bereits erwähnten Szene mit der toten Madame Bovary, dem Pfarrer und dem Apotheker meisterhaft dargestellt.

Doch beide Positionen sind in ihrer Einseitigkeit verkrampft und unausgewogen. Die Überwindung dieses Gegensatzes ist die Aufgabe der sechsten Ebene. Aber wir wollen zuerst einmal betrachten, wie diese Ebene mit den vorhergehenden Ebenen verstrickt und verquickt ist.

Erdenschwere und visionärer Schwung
(Verbindung der Ebenen 1 und 6)

Eine Verhaftung am Irdischen, Materiellen kann die Klarheit der Vision trüben. Aus Angst vor Unsicherheit (»Wie zahle ich meine Heizkosten?«, »Kann ich ohne Auto leben?«, »Wer wird mich ernähren, wenn ich darbe?«) versäumen Sie vielleicht immer wieder, Ihrer eigenen Vision zu folgen, die Ihnen Hoffnung und Begeisterung gibt. »Ich sollte zwar . . .«, »Ich würde so gerne . . .«, ABER. Vielleicht haben Sie die Vision, mit einem Mann, den Sie sehr lieben, ein Kind auf die Welt zu bringen, ABER er hat so wenig Geld. So trennen Sie sich von der Vision, verzichten auf den Mann und das Kind und machen verdrossen Ihren Job weiter. Vielleicht haben Sie die Vision, eine spannende Aufgabe zu übernehmen, die genau Ihren Idealen und Begabungen entspricht, ABER damit ist ein hohes finanzielles Risiko verbunden, und Sie unterlassen es mit einem hilflosen Schulterzucken. Vielleicht haben Sie die Vision, aus einer sinnlos gewordenen Ehe auszubrechen und Ihr Glück in der Freiheit zu suchen, ABER Sie wagen es nicht, die Scheidung einzureichen, aus Angst vor finanzieller Unsicherheit.

Wenn Sie in diesem Zwar–Aber verharren, wenn Sie zulassen, daß Ihre Visionen von Sand und Straßenschotter erstickt werden, dann werden Sie zwar Brot haben, aber Sie werden es vielleicht unter Tränen essen müssen. Der Verlust des Ideals, der Vision heißt »Resignation«, wörtlich: »das Zeichen zurückziehen«. Vielleicht gelingt es Ihnen in dieser resignativen Stimmung, trotzdem wieder mehr Vertrauen ins Leben zu entwickeln, dann können Sie Ihren visionären Schwung, Ihre Hoffnung wiederbeleben und die Hindernisse mit einem heftigen Ruck oder in geduldiger Kleinarbeit aus dem Weg räumen.

Existenzangst kann zu einem dichten Schleier werden, der den Blick auf die Realität versperrt. Viele Menschen wissen, daß die Firma oder der Konzern, für den sie arbeiten, die Umwelt oder Menschen in Dritte-Welt-Ländern schädigt, und lassen sich dennoch von den Leitbildern der Konzernideologie durch Mitarbeiterschulungen und so weiter blenden – aus Existenzangst. Oder Sie wissen oder ahnen, daß Ihre Arbeitssituation Sie krank macht, aber Sie schauen immer wieder weg – aus Existenzangst. (Und vielleicht führt dieses Wegschauen von der Realität dann irgendwann zu Kurzsichtigkeit!)

Sie sollten wissen, daß das Ablegen von solchen ideologischen Scheuklappen, das Wegschieben von Schleiern und Vorhängen, die Ausweitung Ihres Wissens und Sichtwinkels Sie zunächst noch nicht zu konkreten Schritten verpflichtet. Schauen Sie ruhig hin, Sie müssen nicht sogleich schreien. Keine Moral verlangt das von Ihnen. Sie brauchen also keine Angst davor zu haben, sich selbst auf die Straße zu setzen. Vielleicht können Sie nämlich im stillen eine Vision entwickeln, wie Sie die widerwärtige Sachlage verändern und sich damit vielleicht sogar eine Gehaltserhöhung einhandeln können! Während vorher die Materie Ihre Vision verdunkelte, wird sie nun durch Ihre schöpferische Vision neu gestaltet und eingefärbt.

Das Bewußtsein kann also die unmittelbar körperliche Ebene verwandeln. Durch intensive Gedanken können Sie sich krank oder gesund, glücklich oder unglücklich machen. Dafür gibt es viele Beispiele. Und Sie können jeden Tag neue schaffen.

Aber manchmal kann das Bewußtsein auch vom Boden der Tatsachen »abheben«: etwa bei Leuten, die den ganzen Tag nur meditieren, die in ihrer Erleuchtung gütig strahlen und sanftmütig lächeln, aber unfähig sind, ihre

Miete zu zahlen oder der Nachbarin einen Eimer Kohlen raufzuschleppen. Bei Leuten, die die komplexesten philosophischen Probleme durchhecheln, aber nicht wissen, wie sie ihren Körper (und Geist) durch Atem, Bewegung, Ernährung lebendig erhalten können. Bei Leuten, die »gut«, religiös und »vergeistigt« sein wollen und dabei ihren Körper quälen, verstümmeln und selbst ihr Leben zerstören.

Christliche Asketen haben den Körper »abgetötet«, um die reine »Geistigkeit«, also das »Gute« zu erreichen. Und christliche Märtyrer lebten und starben in diesem Geisteszustand. Sie wurden von Beamten des römischen Reiches inständig angefleht, diese lächerliche Formalität hinter sich zu bringen, ein paar Körner Weihrauch ins Opferfeuer zu werfen, um damit ihr Leben zu retten. Ohne Erfolg. Sie waren so sehr von der Idee besessen, Christus nachzufolgen, daß sie Körper und Leben verachteten und lachend ins Feuer gingen.

Es gibt tatsächlich Techniken, die das Bewußtsein vom unmittelbaren Sein abkoppeln. In Trancezuständen, die durch Tanz, Drogen oder Meditation erreicht werden, gehen Menschen weit über ihre normalen körperlichen Fähigkeiten hinaus: Sie werden schmerz- und kälteunempfindlich, nehmen Informationen von weit entfernt lebenden oder längst verstorbenen Personen auf, sie »sehen« Ereignisse in der Zukunft, »hören« Stimmen, treten aus ihrem Körper aus, »fliegen«. Manches davon ist Illusion, ein Spiel der Einbildung, anderes kann aber auch der Kritik nüchterner und rationaler Beobachter standhalten.

Doch mit der Hochachtung vor dem »Geist« geht nur allzuoft Verachtung für den Körper einher. Die scharfe, dualistische Trennung zwischen Erdenstaub und himmlischer Verzückung ist eine Erbschaft der Gnosis, die auch das frühe Christentum beeinflußt hat. Manche Strömungen der heutigen Esoterik orientieren sich noch immer daran (was fast etwas Museales an sich hat).

Glauben und Ideologie werden natürlich oft benutzt, um Geschäfte zu machen. Die Erdverachtung der einen ist der irdische Profit der anderen. In der Vergangenheit fielen die Ablaßmethoden des Vatikans darunter: Wer schön brav und möglichst viel zahlte, konnte sich damit sein Strafmaß im Fegefeuer verkürzen, denn die Geistlichen beteten für ihn ...

Heute ziehen fundamentalistische Prediger in den USA mit professionellem Medienrummel Tausenden von gläubigen, frustrierten Menschen die Dollars nur so aus der Tasche (»For the Lord, Our God! Yeah, He has Mercy!«). Fernöstliche oder einheimische Gurus fordern von uns die Bereitschaft, das »Materielle loszulassen«, da es uns ja nur am »spirituellen Fortschritt« hindere. Mit diesem Materiellen bezahlen sie dann in spiritueller Wonne die Extravaganzen ihres Jet-set-Lebens.

Lassen Sie sich auch auf diese Weise manipulieren? Oder sind Sie andererseits zur Skeptikerin geworden, die alles Spirituelle als Humbug ansieht, als durchsichtigen Trick, um Geschäfte zu machen, weil das eben heute »in« ist? Sie brauchen weder zynisch zu werden noch sich selbst aufgrund Ihrer Kritik für »negativ« zu halten. Sagen Sie statt dessen, wenn Sie die Zahlungsaufforderung erreicht: Mein Geld hindert mich nicht daran, spirituell zu sein. Ich folge dem Beispiel meines Meisters und gebe mein Geld in spiritueller Wonne *selbst* aus!

Im Namen der Religion wurden Kriege geführt, um Territorien zu erobern, deren Bewohner zu versklaven und Bodenschätze zu plündern. Viele »heilige« Kriege waren nur Raubzüge, oder sie wurden angezettelt, um die Waffenhändler zu bereichern. Im Namen der Religion wurden alte Frauen als Hexen verbrannt, damit ihre Höfe in den Besitz der Kirche übernommen werden konnten. Die Denunziation als Teufelsbraut diente also höchst irdischen und unheiligen Zwecken.

Weihrauch und wogende Hüften, Erotik und Spiritualität (Verbindung der Ebenen 2 und 6)

Allerdings nehme ich an, daß es auch allerlei sexuelle Zwangsvorstellungen waren, die zölibatäre Mönche und Priester dazu trieben, »Hexen« satanische Fleischesgelüste und perverse Hurereien mit Ziegenböcken, Inkuben und Sukkuben zu unterstellen. Das Eingeständnis wahrer Orgien mit dämonischen Zwischenwesen in allen nur denkbaren Variationen wurde den angeklagten Frauen durch die Folter abgepreßt. Und wahrscheinlich haben die Geistlichen sowohl diktiert als auch eifrig mitgeschrieben ... Wie es zum Ausschluß der Erotik, des Körpers und vor allem des weiblichen Körpers aus dem Kraftfeld des Sakralen kam, habe ich bereits beschrieben. Davon, daß wir das überwunden hätten, kann keine Rede sein. Eine Zeugin Jehovas erklärte mir, daß Frauen eben aufgrund der Menstruation kein Recht auf Priesterschaft hätten. Das ginge doch nicht: eine menstruierende Frau am Altar! »Und die phönizischen Priesterinnen?« fragte ich. »Huren waren das, ganz gemeine Huren!« antwortete sie bitterböse. Und die kleine glaubenseifrige Tochter einer meiner Schülerinnen bat einmal den achtzigjährigen Pfarrer des Dorfes, ihm als Ministrantin helfen zu dürfen. Er lehnte es rundweg ab. »Aber warum?« Das Mädchen war ganz traurig. »Weil der liebe Gott die Mädchen eben nicht mag!« lautete die Erklärung. Im Jahre 1993 Anno Domini!

Heute kämpfen katholische Frauen darum, als Ministrantinnen oder »Assistentinnen« zum Gottesdienst zugelassen zu werden. Aber was tut eine solche Assistentin, wenn sie die Stelle aus Paulus vorzulesen hat: »Und die Frau schweige in der Versammlung«? Ist das nicht so, als ob sie gleichzeitig Angeklagte und Zeugin gegen sich selbst wäre?

Wozu also das Ganze, wenn wir nicht auch kirchliche Metaphorik und Ritus verändern?

Wenn es Ihnen um weibliche Spiritualität geht, und wenn Sie die zweite mit der sechsten Ebene vereinen wollen, wenden Sie sich besser dem Bauchtanz zu, denn dort können Sie erotische Energie in spirituelles Bewußtsein sublimieren. Nur aus sich selbst heraus, ohne einen männlichen Partner, ja, selbst ohne erotische Phantasien, nur durch Ihre eigenen Beckenbewegungen können Sie erotische Energie mobilisieren und durch den ganzen Körper nach oben leiten. Aus dem dunkelglühenden Magma der Erotik taucht das Gold der Erleuchtung empor, und Sie erleben flutende Glückseligkeit. Sie sind in Ihrem Körper und gleichzeitig jenseits Ihres Körpers. Das ist der wirkliche Sinn von Sublimation: Energien werden immer feiner und innerlicher.

Wenn Sie Ihrem Körper Zeit und Raum geben, sich in all seinen jenseitigen Farben zu entfalten, erfahren Sie Ihr eigenes Körperglück. Und das ist ein spirituelles Erlebnis.

Sie können es auch als Gruppe zeremoniell inszenieren, mit mystischen Duftwolken, Klangwellen und Lichtspielen, mit aphrodisischen Speisen und »spirituellen« Getränken. (Lesen Sie dazu mein Buch *»Der Heilige Tanz«.*) Oder Sie zelebrieren Ihr Körperglück mit einem männlichen Partner. Es gibt viele Ebenen der Begegnung. Wenn Sie sich gegenüberstehen und die offenen Handflächen aneinanderlegen oder in tiefen Blickkontakt eintauchen, wenn Sie sich umarmen oder aneinanderpressen, fließen die Ströme der Wollust. Und noch viel mehr, wenn Körper sich durchdringen, Bewußtsein verschmilzt und in kosmischer Einheit keine Grenzen mehr bestehen bleiben zwischen Körper – Geist – Du – Ich ...

Wo immer, wann immer, wie und mit wem Sie sich vereinigen: Es ist die Vereinigung, die uns über die Illusion der Körpergrenzen hinweghilft. Erotik *ist* Spiritualität, wenn wir es zulassen und die Hindernisse aus der Vergangenheit beiseite räumen.

Dominante Vorstellungen und spirituelle Herrschaften (Verbindung der Ebenen 3 und 6)

Leicht kann man mit fixen Ideen und Vorstellungsbildern bedauernswerte Mitmenschen ins Bockshorn jagen. Vielleicht widerspricht es dem Frauenbild Ihres Ehemannes, wenn Sie sich in der Öffentlichkeit zu sehr ins Rampenlicht stellen (»Eine Frau sollte sich dezent verhalten!«), und Sie lassen sich einschüchtern. Manchmal zwingen Eltern ihre Kinder, Karrieren einzuschlagen, in denen sie todunglücklich sind, und prügeln sie gewissermaßen zum Erfolg. Wehe, wenn der Sprößling vom geplanten Weg abweicht! Dann wird er zum »Versager«, er »enttäuscht« sie schwer (»Ist das nun der Dank für alles?!«). Das Selbstwertgefühl der so in die Zwangsjacke Gepreßten wird gequetscht und ausgewrungen, denn sie sind nur Abbilder von Bildern, die sich andere von ihnen machen.

All die Rat*schläge,* die wir anderen aufdrängen, sind wirklich *Schläge.* Unsere Vorstellungen sind wie Schablonen, durch die wir Probleme anderer Menschen betrachten. Wenn Personen ratlos sind und schwanken, sind sie offen für Manipulationen, für die Tyrannei unserer »wohltätig«-egozentrischen Vorstellungen. Das ist eine echte Versuchung: Wie gerne verbreiten wir doch unsere An-

sichten! Es bestätigt unser Denksystem, wenn wir einen
anderen davon überzeugen können. Wer immer uns über
den Weg läuft, bekommt unsere Weltsicht eingestanzt. Das
Problem ist nur: Die anderen wollen nicht Plastik sein. Sie
haben ja schon eine Form, die vielleicht nur noch verborgen ist.

Wenn wir jedoch unsere eigene naive Selbstverständlichkeit gegenüber unseren Bildern, Vorstellungen und
Weltanschauungen hinterfragen, bemerken wir, daß sie
uns selbst eingestanzt wurden. In gewisser Weise sind wir
alle vielen »Gehirnwäschen« und »Bildeinprägungen« unterworfen worden, damit wir in dieser Gesellschaft funktionieren. Wenn wir uns nicht »musterhaft« benahmen,
also nicht dem eingestanzten Muster entsprechend, wurden wir mißbilligend beäugt, getadelt, bestraft oder aus-
geschlossen. Das ist uns aber längst nicht mehr bewußt,
nur im Unterbewußtsein tragen wir es noch mit uns herum.

Und deshalb schreien wir auch so schmerzhaft auf,
wenn in einer spirituellen Sekte gezielt und methodisch
Gehirnwäsche betrieben wird. Arme Opfer, Kinder an-
ständiger und klaglos angepaßter Eltern, werden von bös-
artigen Sektenchefs für deren obskure Zwecke manipuliert. Man ruht sich auf dem demokratischen Gewissen
aus und tut so, als würde man nicht Tag für Tag im kleinen
und unauffällig dasselbe tun und erleiden, was diese Sek-
tenführer mit ihren Schäflein tun. Nur machen wir es eben
nicht so bewußt, gezielt und methodisch.

Mit Spiritualität kann man Menschen versklaven. Charismatische Führer fordern bedingungslose Hingabe. Grup-
pennormen müssen eingehalten werden. Die Außenwelt
wird ausgeblendet, diffamiert, dämonisiert, denn sie will
den Adepten ja nur vom spirituellen Fortschritt zurückhal-

ten ... aus Neid, Verlogenheit und schierer Bosheit. Das Gute ist nur in der Gruppe zu Hause. Persönliche Gespräche mit den Leitern überwachen den Fortschritt des Schülers. Kritik, ja selbst Zweifel ist verpönt und zeigt nur, daß die Versuchungen der bösen Außenwelt noch immer die Seele des Adepten umranken. Sie müssen ausgemerzt werden. Die Herzen müssen im gleichen Takt schlagen. Wer aus dem Rhythmus fällt, ist ein Verräter. Verräter werden bloßgestellt oder ausgestoßen. Und da die Gruppe sich feindlich gegen die Außenwelt verhält, reagiert die Außenwelt ebenso feindlich, und damit bestätigt sich, daß sie böse ist.

Charismatische Führer haben immer mit dieser Spaltung zwischen Gut und Böse gearbeitet. Kämpferische Religionen und Ideologien brauchen Feindbilder (»die Ungläubigen«, »das Reich des Bösen«). Man sucht nach Verrätern, die man ausstoßen oder bannen kann. Aber nur allzuoft führt der bedingungslose Kampf gegen das »Böse« die »Herde« selbst ins Verderben. Historische Beispiele gibt es zuhauf.

Wenn man mit dieser Machtvariante der Spiritualität zu tun hat, so gibt es nur eins: heraustreten aus dem Netz der Verschwörung. Das ist meist schwierig. Man hat Angst, als Verräter, als Handlanger der bösen Außenwelt diffamiert zu werden. (Als die Kirche noch mehr Macht hatte, konnte das tödlich enden. Bannstrahl und Exkommunikation waren mildere, Tortur und Scheiterhaufen grausamere Formen der Rache.)

Aber wenn man den Mut aufbringt, dieses Stigma zu tragen, sind die Früchte wunderbar süß: Wir werden feststellen, daß schon die Spaltung in Gut und Böse, die Negativhaltung des Verurteilens der erste Fehler war. Wut, Groll, Negativität und Ablehnung kamen in Wirklichkeit aus unserer eigenen, dritten Körperebene, wo Leber und

Galle sitzen, wo die Nahrung entgiftet werden müßte. Und das Bild sowie die Logik des Urteilens entsprangen dem Denken (Ebene der Stirn).

Diese Einsicht befähigt uns, weise Akzeptanz zu üben und eine Fluidität und Weite des Bewußtseins zu entwickeln, in der Schablonen und fixe Ideen dahinschmelzen. Das sind die Reichtümer der dritten und sechsten Ebene. Wir können Sie dadurch unterstützen, daß wir uns zu einer aufrechten Haltung entschließen, uns unserer Bauchmuskulatur bewußt werden (kontrahieren und entspannen Sie den Oberbauch!), und das wird unmittelbar auf die Ausgewogenheit unseres Urteils einwirken.

Reichtum der Gefühle, ein Herz für das Jetzt
(Verbindung der Ebenen 4 und 6)

Wo gesundes Selbstwertgefühl vorhanden ist, kann das Leben entspannt gelebt werden. Aber wenn Menschen zu Opfern werden und Verletzungen nicht geheilt werden, bleibt meistens Groll und Rache zurück. Das Ich und das Du werden nicht vereint. Es bleibt bei »Ich« und »die anderen«. Die Gefühle sind vergiftet.

Hier setzt der bekannteste Appell des Christentums ein: *Liebe deine Feinde. Wenn dich jemand auf die rechte Backe schlägt, halte ihm auch die linke hin. Liebe deinen Nächsten wie dich selbst.* Auf allerlei Gebetbüchern, Votivbildern und in Pfarrzeitschriften ist das »Herz Jesu« abgebildet. Christliche Nächstenliebe orientiert sich am Bild Christi, der selbst am Kreuz seinen Widersachern und Folterern vergeben hat.

Die geforderte christliche Nächstenliebe hat allerdings da ihre Grenzen, wo die Organe der Wollust ins Spiel kommen. Erotik wird von Liebe abgespalten. Die Kraft der zweiten Ebene reicht nicht bis zum Herzen hinauf.

Dadurch bleibt diese isolierte Gefühlsliebe irgendwie blaß und gewollt. Man *muß* lieben. Denn Nächstenliebe ist »gut«, tönt es von der Kanzel, und das setzt sich als Denkschablone fest. Man *muß* verzeihen, selbst wenn man noch unter den Wunden ächzt. Und damit sitzt man doppelt in der Klemme: Einerseits wurde man zum Opfer des Missetäters, und nun wird man zum Sklaven eines religiösen Über-Ich-Befehlshabers. Das quetscht wieder das Zwerchfell! Atmen Sie tief durch, richten Sie sich auf, lassen Sie den Oberbauch heraushüpfen, ziehen Sie ihn wieder ein und sagen Sie sich, daß Sie nicht verzeihen *müssen.*

Aber Sie *können* Ihre Vergangenheitsbindung lösen, Sie können Ihre Verletzung heilen. Jetzt, in diesem Augenblick. Sie können die Form der Verwundung als das Ihrige wahrnehmen und bewußt in sich aufnehmen, denn sie ist ja in Ihrem physischen oder in Ihrem Gefühlskörper lokalisiert. Dadurch gewinnen Sie Zugang zu der Energie, die in dieser Form gespeichert ist. Das Schmerzgefühl verwandelt sich in frei fließende Energie, und von dieser Energie »fließt nun Ihr Herz über«.

Dadurch, daß Sie den Vergangenheitsblock durch Integration und Erkenntnis ins Fließen brachten, sind Sie mit einem mächtigen Energieschwall in die Gegenwart gespült worden. Das werden Sie vielleicht als so beglückend empfinden, daß auch jeglicher Groll gegen den ehemaligen Missetäter weggeschwemmt wird. Das nennt man Verzeihen. Dieses Überfluten mit Energie erfolgt auch dann, wenn wir etwas, was wir eigentlich ablehnen, dann doch integrieren. Es steigert unseren Gefühlsreichtum, unsere ... Liebe.

Durch solche Einheits-Erlebnisse werden auch harte moralische Urteile, religiöse Dogmen, wissenschaftliche Konzepte oder Alltagsüberzeugungen weggespült. Wozu braucht es theologische Spitzfindigkeiten oder missionarischen Eifer, wenn man ohnehin »göttliche« Einheit jenseits aller Formen im Herzen verspürt?

Damit keine Blockaden den Weg von der dritten zur vierten Ebene versperren, können Sie Bauch, Brustkorb und Arme durch Wellenbewegungen und Vibrieren ins Fließen bringen ...

Die wahre Stimme widerspricht dem Dogma
(Verbindung der Ebenen 5 und 6)

Die fünfte Ebene ist die Mittlerin zwischen unten und oben. Wir alle – ob Mann oder Frau – tragen Tabus und Vorschriften mit uns herum, Befehle, die vom Schaltzentrum des Gehirns aus den ganzen Körper tyrannisieren. Rülpsen dürfen Sie nicht, das ist in Europa unhöflich (gehört jedoch in China zum guten Ton), Sex verbieten Sie sich selbst, weil das Über-Ich Sie zur Arbeit ruft und Ihnen einflüstert, daß Sie sich jetzt, gerade jetzt *nicht* gehenlassen dürfen!

Aber Ihr Körper verlangt danach. Und dann rülpsen Sie eben doch und kümmern sich nicht einen Deut um das Postulat der guten Manieren. Oder Sie nehmen sich Zeit für Ihr erotisches Wohlbehagen. Zögernd erst, dann mit zunehmender Wonne und schließlich mit voller Lust geben Sie sich doch den aufwallenden Leidenschaften ihres Eroskörpers hin. Sie geben den Appellen Ihrer unmittelbaren Lustempfindungen nach (die natürlich physiologisch gesehen auch im Gehirn verarbeitet werden), und die unteren Ebenen fühlen sich glücklich befreit, atmen auf. Die Katze ist aus dem Haus, die Mäuse tanzen auf dem Tisch! Noch erleben Sie eine Attacke leidiger Schuldgefühle, einen Augenblick lang scheint sich der Kampf zwischen oben und unten zu verschärfen. Aber die flutende

Energie der aufgelösten Blockaden schwemmt auch Ihre Tabus hinweg oder modifiziert Ihre moralischen Vorstellungen.

Die Ebene der Selbstbestimmung kann also die Wahrheiten des Instinkts gegen die aufgesetzten Schablonen durchsetzen. Glauben Sie der Stimme Ihrer Eingeweide – der Wut im Bauch, der Bedrängnis in der Brust! Glauben Sie der Wahrheit Ihrer Empfindungen mehr als der Wahrheit, die Ihnen jemand als frommen Ratschlag aufdrängt. Wir wissen doch alle tief im Inneren ganz genau, was wir wollen und brauchen, und wir sind den Menschen dankbar, die uns nicht ihre Ratschläge, Schablonen, Weltanschauungen und Religionen aufdrängen, sondern uns nach unserer eigenen Wahrheit, nach unserer eigenen Vision fragen.

Auch Kommunikation ist eine Funktion der fünften Ebene, der Selbstbestimmung. Fragen Sie nach!

Warum sind Frauen in den monotheistischen Religionen so minderbemittelt? Warum müssen Menschen heutzutage noch immer in einem rastlosen Wirtschaftswettrennen ihre Gesundheit zerschleißen, obwohl doch so viele Arbeitsgänge längst von Maschinen übernommen worden sind? Warum sollten Sie sich nach einem Glauben oder einer Ideologie richten, die einen Teil von Ihnen – Ihre Gesundheit, Ihre Weiblichkeit, Ihr Selbstwertgefühl, Ihre Liebe – beschädigt oder diskriminiert? Und wenn Ihnen niemand diese Fragen beantworten kann oder die Antworten unbefriedigend ausfallen, kann auch keiner von Ihnen verlangen, dieser Ideologie zu folgen. Vielleicht möchten Sie gutwillig glauben, was Ihnen Ihr Über-Ich da predigt, aber Ihre Eingeweide toben, und Sie schreien: »Nein, das glaub ich nicht!«

Deswegen ist die Stimme so gefährlich. Deswegen kann in dem Märchen »Des Kaisers neue Kleider« die leise

Stimme eines Kindes sagen: »Aber er hat ja gar nichts an!«
Und plötzlich erklingt es wie ein Brausen aus allen Kehlen:
»Er hat ja gar nichts an! Der Kaiser hat ja gar nichts an!«

Deswegen wurden »Ketzer«, die die alleinseligmachen-
de Wahrheit der Kirche hinterfragten, mit Knebeln im
Mund (oder mit herausgerissener Zunge) zur öffentlichen
Hinrichtungsstätte geführt. Nicht einmal auf ihrem letzten
Weg sollten sie den Menschen die Scheuklappen des
Glaubens abnehmen dürfen. Auch die Ketzer hatten natürlich oft ihre fixen Vorstellungen. Manchmal aber waren
es kosmische Visionen von einer ungeheuren Weite: So
predigte der Philosoph GIORDANO BRUNO schon vor 1600,
daß all die Sterne, die wir am Firmament blitzen sehen, in
Wirklichkeit Sonnen sind, um die sich Welten wie die
unsere drehen – er wurde auf dem Scheiterhaufen hinge-
richtet.

Das wirkliche Sehen ... jenseits von Glaube und Denken

Wenn die fünfte Ebene, die der Selbstbestimmung, der
Individualität, der Ehrlichkeit mit sich selbst, der Akzeptanz der eigenen Wirklichkeit gemeistert ist, wenn Sie Ihre
eigene persönliche Wahrheit ausdrücken können, erst
dann kann auf der sechsten Ebene etwas entstehen, was
über alle Schablonen, Vorstellungen, Bilder, Rationalisie-
rungen, Analysen, Überzeugungen von Religionen, Ideologien, Wissenschaften und Alltagsverstand hinausgeht.

Das wirkliche Sehen. Hier ist der Platz, wo rechts und
links endgültig »verflochten« und vereint werden kann.
Wenn Sie am ganzen Körper entspannt stehen, sitzen oder
liegen, können Sie nun die gleitenden Seit- und Vorwärts-
verschiebungen sowie die Wellenbewegungen des Halses
wiederholen, die auch auf Ihr feineres Sehvermögen ein-

wirken. Gehen Sie viel zu Fuß, möglichst barfuß oder in bequemen Schuhen, auch das verstärkt die Polarisierung in Ihrem Körper. (Der Philosoph NIETZSCHE sagte einmal: »Die einzige Sünde wider den Geist ist das Sitzfleisch.« Er behauptete, daß erst seine ausgedehnten Spaziergänge seine geistigen Höhenflüge ermöglichten.) Entspannen Sie Ihren Blick, nehmen Sie sich Zeit, und anstatt die Menschen durch die Schablone Ihrer Dogmen schematisch und selektiv wahrzunehmen, lassen Sie einfach ihren Anblick auf sich einwirken. Mit der Zeit werden Sie mehr und tiefer sehen als die bloßen physischen Formen. Sie werden auch die Energien sehen, die sich »hinter« dem materiellen Körper bewegen. Vielleicht sehen Sie auch vergangene Erlebnisse und zukünftige Entwicklungstendenzen in diesem Menschen ... intuitiv. Sie schauen Ihr Gegenüber gelassen an, und plötzlich funkt in Ihnen ein Gedanke auf: »Ich glaube, Sie möchten gerne Malerin werden, Sie wollen den Beruf wechseln!« Die Frau ist überrascht. »Woher wissen Sie das?«

Ihr Denken ruht. Sie fragen sich, wenn Sie unterwegs sind, nicht dreimal, wann Sie jetzt in welche Richtung abbiegen müssen, sondern gehen Ihren Weg. Und Sie kommen genau richtig an. Sie fragen sich nicht, wie Sie sich verhalten müssen, um diesen Job zu kriegen, sondern Sie spüren instinktiv, wie Sie mit der Personalchefin am besten kommunizieren können.

Wenn ich eine Schere, einen Schlüssel, einen Bleistift verlegt habe, überlege ich nicht nervös hin und her, wo das Objekt aller Wahrscheinlichkeit liegen könnte, wo ich es zuletzt gesehen habe, was ich damit gemacht habe, sondern sage mir ganz ruhig: »Warte, ich finde dich.« Und bald darauf fällt mein Blick in die unmöglichste Richtung, und da liegt es schon! »Danke, daß du dich gezeigt hast.«

Daß wir intuitiv sehen, spüren und aufspüren können,

beweist, daß Formen ubiquitär sind. Ein Wald mit all seinen abschüssigen Wegen und Abzweigungen, eine Wohnung mit all ihren Winkeln ist in allen Einzelheiten auch in unserem Bewußtsein immer schon vorhanden. Wir müssen nur wissen, wie wir das Bild abrufen.

Wenn wir in entspanntem Zustand – also im Schlaf, Halbschlaf oder in der Meditation – Traumbilder oder Tagtraumvisionen sehen, so beziehen sie sich, wenn auch verschlüsselt, viel feiner und konkreter auf die Wirklichkeit als die rationalen oder dogmatischen Vorstellungen, die wir mit uns herumtragen. Gelungene Traumdeutung ist also die Vereinigung von Bild und Gedanken, die rationalisierende Theologen nicht zustande brachten mit ihrem »Credo quia absurdum«.

Bilder und Ideen zu produzieren ist unserem Bewußtsein immanent. Wir brauchen nicht dagegen anzukämpfen. Aber diese Bilder sind flüssig, sie kommen und gehen im Prozeß der Erkenntnis, sie sind keine ewige Wahrheit, die mit Zähnen und Klauen verteidigt werden muß.

Ganz automatisch werden wir also andere Vorstellungsweisen gelten lassen, ohne uns zähneknirschend zu »Toleranz« zu zwingen. Wir können nun ohne weiteres sowohl die Bilderstürmer akzeptieren, die es eben noch nicht besser wußten, als auch all diejenigen Frauen der Antike, die mit ihren bloßen Händen Göttinnenstatuen aus Ton formten, um sich auf Schritt und Tritt *ihre* Allgegenwart vor Augen zu führen. Und auf diese Weise werden wir auch das Weibliche und das Männliche in uns zu kosmischer Einheit verbinden.

SIEBTES KAPITEL

Himmlische Weite: Alles ist eins

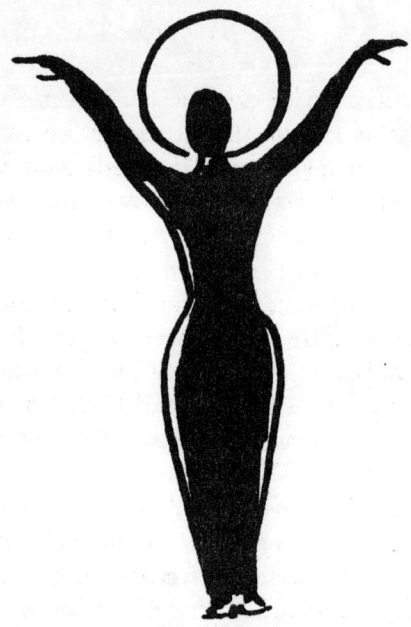

Die Öffnung ins All

Machen Sie zunächst bitte folgende Übung: Knien Sie sich auf den Boden, beugen Sie Ihren Oberkörper nach vorne und berühren Sie mit Ihrem Scheitel die Erde. Saugen Sie die Energie des »Unten« durch die Schädelmitte in sich ein, und richten Sie dann den Oberkörper Wirbel für Wirbel, ausgehend vom Steißbein, wieder auf. Wie erscheint Ihnen nun das »Oben«?

Fraglos total ...

Oder finden Sie Spiritualität irgendwie nobler und respektabler als den irdischen Staub der Körperlichkeit? Sind Sie der Meinung, daß wir unsere irdischen Bindungen überwinden müssen, um zur wahren Spiritualität aufzusteigen?

Geist überall ...

Die siebte Ebene hat keine feste Formen mehr, hier verschmilzt das Ich, das in der Vision der sechsten Ebene noch präsent war, mit dem All. Hier verliert das Wort seine Bedeutung. Hier kommt Spiritualität zu ihrer eigentlichen Verwirklichung, hier ist nur noch flutende, allgegenwärtige Energie ...

Diese Erfahrung wird als Erleuchtung bezeichnet. Sie wird im Buddhismus durch einen »Energieknäuel« auf dem Kopf der Buddhafigur dargestellt. Christliche Heilige werden auf Ikonen, Mosaiken und Ölbildern mit einem »Heiligenschein« um den Kopf abgebildet. Und im Bauchtanz?

Ja, tatsächlich! Auch im Bauchtanz geht es im Grunde um Erleuchtung. Auch von unserem Beckenboden aus gibt es einen Weg zum leuchtenden Springbrunnen der Fontanelle. Und in der klassischen Tradition trägt die Tänzerin eine Kerze auf dem Kopf. Ob im vergoldeten Ton, im bemalten Holz oder im lebendigen Tanzkörper ... immer geht es um das Bewußtsein der allgegenwärtigen Energie.

Die Tänzerin spürt die Fußsohlen, den Kontakt mit der Erde, den Beckenboden, das Spiegelbild der Erdoberfläche, sie wiegt sich, vibriert, läßt die Hüften springen – und dennoch ist die Kerze auf ihrem Kopf vollkommen ruhig. Man könnte sagen, sie verwandelt Materie in Energie, grobe Bewegung in feines Bewußtsein, Körper in Geist, auf diesem abenteuerlichen Weg durch die Regionen im Körperatlas.

Und dennoch ist auch das nur symbolisch. Denn Körper und »Geist« sind auf jeder Ebene innigst verschwistert. In der Physik wurde diese Einheit als Identität von Teilchen und Welle, Materie und Energie formuliert.

Materie ist in Formen organisiert. Und deshalb eröffnet das Loslassen aller Formen das bewußte Fluten mit der allgegenwärtigen Energie ...

Man nennt es die Erfahrung des Göttlichen, des Absoluten, der Totalität. Nach langen Jahren der Meditation geht der Abt an den Reihen der Mönche vorbei und sagt zu einem im Vorbeigehen: »Stirb!«, so ganz nebenbei. Der Mönch schaut ihn an ... und stirbt! Viele werden bei so einer Geschichte aufschreien: »Welch ein spiritueller Despot und Verführer, dieser Abt. Ist ihm das Leben seiner Schutzbefohlenen nicht heilig? Will er nicht, daß es ihnen gutgeht? Daß sie gesund und glücklich leben?«

Aber es geht in dieser Geschichte um etwas anderes: darum, die allgegenwärtige Energie, die Verbundenheit mit allem zu empfinden, zu wissen, daß es keinen Tod gibt, daß nur die Formen wechseln, in denen Energie sich organisiert. Nichts ist fest, das Gräßlichste enthält das Beglückendste, das Tiefste enthält das Höchste, und was zerfällt und verwest, nährt neues Leben.

Das ist auch die Haltung, die dem Opfer zugrunde liegt. Während des Vietnamkrieges haben sich buddhistische Mönche mit Öl übergossen und verbrannt, um diesem absoluten Terror die Ruhe des Absoluten entgegenzusetzen. In frühen dörflichen Kulturen haben sich Menschen lebendig begraben oder töten, zerstückeln und auf den Feldern verteilen lassen, um die Erde zu neuer Fruchtbarkeit anzuregen, und auch heute lesen wir immer wieder davon, daß ein Lebensretter selbst ertrank, verbrannte, abstürzte. Mütter opfern sich für ihre Kinder, Männer für ihre Familie ..., und kürzlich hörte ich von einem Dokumentarfilm, in dem ein männlicher Gorilla sich Jägern entgegenstellte, die mit Pfeil und Bogen bewaffnet waren. Er hielt sie auf, während die Weibchen und Jungen flohen, und trotz schwerster Wunden hielt er stand, bis er von den Weibchen das Signal der gelungenen Flucht hörte – dann brach er sterbend zusammen.

Die Bereitschaft, sich zu opfern, sich hinzugeben, zu sterben, setzt die intensive Erkenntnis voraus, daß Leben und Tod, Schöpfung und Zerstörung, Werden und Vergehen eins ist – daß es eine Allgegenwart gibt, die die Grenzen des einzelnen Individuums auflöst.

Verwechslungen – relativ und absolut

Aber dies alles sind Erkenntnisse, die sich im Bewußtsein abspielen, und Bewußtsein kann eben auch beschränkt sein und ist es auch meistens. So geschieht es eben allzu oft, daß jemandem Begrenztes, Relatives so überwältigend groß erscheint, daß er es für Absolutes hält.

Und wenn dann gleichzeitig die »Öffnung zum All« versperrt, der »Aufstieg nach oben« behindert ist, fühlen Menschen sich »nieder-gedrückt«, wörtlich »de-primiert«. Depressionen können im Extremfall zur Selbstzerstörung führen. Vielleicht ist es nur ein lächerlicher Bankrott, eine momentane scheinbare Ausweglosigkeit im finanziellen Bereich – aber da das Geschäft für den Bankrotteur »alles« war und da er es nun verloren hat, sieht er keinen Sinn mehr im Leben, siecht niedergeschlagen dahin oder tötet sich. Auf allen Ebenen können solche Verwechslungen stattfinden: Unfruchtbarkeit, Demütigung, Liebeskummer, Freiheitsverlust, das alles kann als so überwältigend erlebt werden, daß das bloße Sein demgegenüber irrelevant erscheint und weggeworfen wird. Menschen sind bereit, für Ideologien und Glaubensvorstellungen wie »Vaterlandsliebe« oder »Gottesherrschaft auf Erden« ihr Leben hinzugeben (und nicht nur das ihrige!). Aber das heißt nur, daß sie die sechste Ebene nicht gemeistert haben. Konkrete Bilder, Vorstellungen und vor allem Wunschvorstellungen halten sie für unermeßlich und absolut.

Aber auch wenn sie an diesen Ideologien zu zweifeln beginnen, kann es zu destruktiven Handlungen kommen. So beherrschend war dieses Glaubenskonstrukt in ihnen, daß sie nun, wo es zusammengebrochen ist, nur noch große, dunkle Leere empfinden, und anstatt die Sinnlosigkeit der Ideologie zu erkennen, kommt ihnen ihr eigenes Sein sinnlos vor. Die Fehlschaltung besteht darin, daß Begrenztes für allumfassend, Relatives für absolut und Partielles für total gehalten wird.

In Wirklichkeit ist alles Relative und Partielle im Totalen enthalten und ist dadurch sinnvoll! Das Verdrehte, Verkorkste, Verknöcherte, Versteinerte, Verwässerte, Verflüchtigte, Verdorbene ... Es gibt nichts, was sinnlos und abzulehnen wäre. Und deshalb können wir sagen: Alles Halbe ist auch ganz. Alles Kranke ist auch gesund. Alles Böse ist auch gut. Unvollkommenheit ist immer in der »Vollkommenheit« enthalten, und deshalb müssen wir auch unsere Unvollkommenheit respektieren!

»Spiritueller Fortschritt« zu Vollkommenheit oder Akzeptanz?

Wozu dann überhaupt diese waghalsige Kletterpartie von der ersten bis zur siebten Ebene? Gibt es denn kein Fortschreiten zu immer höherer Perfektion? Ist nicht »Erleuchtung« das verbindlichste Ziel der Menschheit, dem wir alle zustreben sollten? Sollten wir uns nicht alle heftigst anstrengen, um so schnell wie möglich spirituelle Vollkommenheit zu erreichen?

Nein, eben nicht. Das ist eine Fehlsteuerung der dritten, vierten und sechsten Ebene, die man oft in spirituellen Gruppen findet. (»Na, der ist halt noch nicht soweit. Die muß spirituell noch viel lernen! Der hängt ja noch ganz schön an der Materie! Was hat der Meister gesagt?«) Der unrühmliche Ehrgeiz, das Konkurrenzdenken, die Fixierung auf eine spirituelle Hierarchie, das alles sind Machtprobleme der dritten Ebene. Die Unfähigkeit, jemanden jetzt, in diesem Augenblick, bedingungslos zu akzeptieren, kommt aus der unreifen Liebe der vierten Ebene. Und die harten Urteile, verbunden mit fixen Ideen darüber, wie man spirituellen Fortschritt erkennen kann, kommt aus der sichtbehinderten Vision der sechsten Ebene.

In den humorvollen Anekdoten der Zen-Tradition wird genau diese Scheinheiligkeit als Illusion entlarvt. Zum Beispiel: »Ein Mönch verrichtet monatelang, jahrelang immer dieselbe Arbeit. Er trägt Wasser, immer auf demselben Klosterweg. Eines Abends gleitet er aus, das Wasser ergießt sich über den Weg . . ., und er ist ERLEUCHTET.«

Das ist natürlich auch eine Persiflage auf das ganze spirituelle Brimborium, das sich an starren Formen und Überzeugungen festhält und sie verabsolutiert: Verbeugungen vor dem Allerheiligsten, Mantrasingen, stundenlanges Rezitieren von heiligen Formeln, sklavischer Gehorsam gegenüber dem Guru, Fasten, Reinigungen und so weiter, mit dem sich Eiferer, die sich für schmutzig, egoistisch, eitel, faul und unvollkommen halten, den Aufstieg zur Festung der Spiritualität gewaltsam erobern wollen. Sie halten sich für niedrig und wollen zum »Höchsten« empor . . .

Aber Spiritualität verwirklicht sich eben nicht nur an Ihrer Fontanelle, sondern allüberall. Die schmerzende große Zehe, der zerrissene Kleidersaum, der Stein, über den Sie stolpern, das alles ist nicht weniger spirituell als das innere Auge der Hellsichtigkeit oder das selige Lächeln nach gelungener tantrischer Vereinigung. Sie brauchen sich nicht zu reinigen. Sie sind schon rein. Sie brauchen sich nicht zu verbessern. Sie sind schon gut. Sie brauchen keine Heilung. Sie sind schon ganz. Sie brauchen keinen spirituellen »Fort-schritt«. Wieso wollen Sie denn weg?

Das einzige, was Sie brauchen, ist Akzeptanz. Die Bereitschaft, alle Formen, seien es kranke, verzerrte, eitrige oder verlogene, zu akzeptieren. Diese Akzeptanz kann in einem überwältigenden Augenblick der Trance, der hingerissenen Begeisterung entstehen oder in vielen Jahren sorgsamer Kleinarbeit auf jeder einzelnen Ebene, an jedem einzelnen Phänomen, das Sie beunruhigt, stört, quält, empört, beängstigt, verführt, verwirrt. Es gibt keinen Zwang zur Vollkommenheit.

Wie sehr mich dieser Gedanke beruhigt! Denn manchmal habe ich mich gefragt: Was gibt mir eigentlich das Recht, dieses Buch zu schreiben? Ich bemerkte, daß meine Erfahrungen in manchen Bereichen lückenhaft sind, daß ich weit davon entfernt bin, sie gemeistert zu haben. Was also gibt mir das Recht, über materielle Sicherheit, Fruchtbarkeit/Erotik/Schönheit, Kooperation/Selbstwert, Liebe/Freude, Freiheit/Selbstbestimmung, Intuition/Vision und Erleuchtung zu schreiben? Es ist der Gedanke, daß ich meine Unvollkommenheit freundlich anschauen darf.

Was wir an uns selbst hassen, vertuschen, überspielen, verdrängen, können wir auch bei anderen nicht akzeptieren, aber wenn wir es freundlich anschauen, verwandelt es sich wie von selbst unter unseren Blicken – ganz egal, ob in uns oder in anderen Personen. Wenn wir uns also selbst akzeptieren, mit all unseren Kanten und Ecken, Widersprüchlichkeiten und Ungereimtheiten, dann wird das Leben weit und interessant.

DRITTER TEIL

Körperglück in Bewegung

Selbstakzeptanz

Dieses erfreuliche Resultat wollen wir nun auch in die Praxis übernehmen: Selbstakzeptanz! Sie brauchen sich also nicht mit Fitneßprogrammen oder Schlankheitskuren zu quälen, Sie müssen auch keinen Schönheitschirurgen konsultieren, der an Ihnen herumschnippelt, damit Sie endlich »schön« werden. Genausowenig brauchen Sie einen Guru, der Ihnen sagt, wo's langgeht, damit Sie endlich »gut« werden. Diese Wege sind außengeleitet, sie entspringen einer negativen und angstbesetzten Haltung.

Träumen Sie von Zeiten und Orten der Regeneration, in denen Sie ganz und gar Frau sein können, ohne sexuell belästigt oder sexistisch diskriminiert zu werden? Von einer Situation, in der Erotik, Gefühl und Bewußtsein in Einklang stehen? Von Stolz, geschmeidiger Gelassenheit inmitten von Chaos oder Konkurrenzkampf? Von einem Königinnenweg zu Gesundheit, Jugendlichkeit, Schönheit? Wünschen Sie sich mehr erotische Erfüllung, Liebe, Weisheit?

Alles das haben Sie in sich. Jede Verwandlung Ihres Zustandes geht von Ihnen selbst aus! Die erste Voraussetzung für Liebe und Erotik ist Selbstliebe. Lieben Sie sich selbst ... in Ihrer Weiblichkeit. Bedingungslos, kompromißlos und innengeleitet. Erleben Sie sich als Frau ... lustvoll, zufrieden, glücklich – mit einem Wort: positiv! Ihre eigene Weiblichkeit ist der Raum, den Sie nur zu betreten brauchen.

Leben Sie sich mit Ihren Unvollkommenheiten! Sie werden es bemerken, wenn Sie die Bauchtanzbewegungen vollziehen: Hier eine Verspannung, da eine Verhärtung, hier stockt die Energie, dort fehlt sie. Fast möchten Sie sich wieder scheel und kritisch im Spiegel betrachten. Aber dann richten Sie den Blick nach innen – und erkennen die Botschaften Ihres Körpers, die darauf warten, entziffert zu werden.

Lassen Sie sich also nicht entmutigen, wenn die ersten Bewegungen nicht gleich gelingen. Geschmeidigkeit kann man nicht an einem einzigen Tag erreichen. Lernen Sie Ihre kleinen Widerstände und Blockaden kennen, kommunizieren Sie mit ihnen, freunden Sie sich mit ihnen an – und lösen Sie sie auf. Dann flutet die freigewordene Energie in Ihnen auf, und Sie fühlen sich reich. Tun Sie es für sich und nur für sich selbst. Sie haben ein inneres Recht darauf, sich in Ihrem Körper wohl zu fühlen, mit sich im reinen zu sein.

Diese Art der Frauenbewegung ist *für* Frauen und nicht *gegen* Männer. Wenn Sie die Erlebnisbereiche des Beckens, des Herzens und des Kopfes integrieren und dadurch in der Bewegung eine persönliche Souveränität herstellen, wird es Ihnen auch leichter fallen, befriedigende Beziehungen zu Männern herzustellen. Sie können lernen, die Geschmeidigkeit und Gelassenheit sowie das weibliche Selbstbewußtsein, das Sie aus diesen Bewegungen beziehen, auch in Ihren Alltag einzuführen.

Das Panorama der inneren Regionen

Wo auch immer Sie sich gerade befinden, im Stau oder im Wartezimmer, in der Sauna oder im Parlament – Ihr Innenraum ist Ihr Palast. Ob Sie sitzen, stehen, liegen, ein bißchen schief oder ganz gerade, ob Sie von Menschentrauben beengt oder allein zurückgeblieben sind – Ihr Innenraum verläßt Sie nicht. Betreten Sie ihn.

Es beginnt auf der ersten Ebene, wo Sie bestimmen können, was Sie herauslassen oder festhalten, hereinlas-

sen oder von sich abhalten. Die Muskulatur des Beckenbodens, die Schließmuskeln von Anus und Blase sowie
die Vaginalmuskeln machen es möglich. Hier öffnen Sie
sich für die Erde. Hier kann die dunkle, dichte Erdenergie
in Sie eintreten. Und wenn Sie die Muskelringe zusammenziehen und gleichzeitig (durch die Nase) einatmen,
ziehen Sie diese Erdenergie nach oben und speisen damit
alle anderen Regionen der Erfahrung, alle höher gelege-
nen »Stockwerke«.

Der Erdkontakt stellt sich natürlich auch durch die Fußsohlen, Füße und Beine her. Und gleichzeitig machen uns
diese auch unabhängig von der Erde, weil wir nicht ver-
wurzelt sind wie die Bäume, sondern durch das Gehen,
Laufen, Springen, Tänzeln unseren Platz verändern können.

Offen für die Erde, sicher auf der Erde, und dennoch
nicht gefesselt an die Erde: das ist die Botschaft der ersten
Ebene, der erste Schatz.

Zweites »Stockwerk«: Auf diese Weise gesichert und geschützt, entfaltet sich der Innenraum unserer weiblichen
Organe, die weiche Innenhöhle von Vagina, Muttermund
sowie Eileiter und Eierstöcke. Das ist der Ort, wo wir das
Du ganz körperlich erfahren können. Als Rhythmus, Ausdehnung, Form, und in dem tiefen Erleben wird das
Äußere zum Inneren. Auch das Sperma wird aufgenom-
men, als chemische Information, und wenn es durch den
Muttermund wandert und ein Spermium vom Ei aufge-
nommen wird, dann ist die Verschmelzung von Äußerem
und Innerem noch viel inniger, konkreter und körperlicher.
Die Begegnung ist »fruchtbar« geworden. Dieses intensive
körperliche Erlebnis des Du ist der zweite Schatz, und wir
sollten ihn hüten, pflegen und gut bewachen.

Auf der dritten Ebene geht's um die Erschaffung der Identität. Indem wir Äußeres »verdauen«, also mit den Augen, der Nase und so weiter auswählen, im Mund zerkauen, umspeicheln, schlucken, durch Körpersäfte aufspalten, verwandeln, entgiften, absorbieren, verwerten oder ausscheiden, unterwerfen wir es einer ganzen Reihe von Bedingungen, bevor wir es uns wirklich aneignen. Im Gegensatz zu dem vorigen Verschmelzungsprozeß ist dies also ein aktiver, ichbezogener Aneignungsprozeß. Und wir brauchen dieses Ich, wir brauchen unsere Bedingungen, um uns als Organismus zu erhalten. Die Fähigkeit, die Außenwelt abzulehnen oder unter bestimmten Bedingungen anzunehmen, ist also der Schatz dieser dritten Ebene.

Nachdem wir unsere Identität gesichert haben, können wir wieder eine Etage höher steigen und unseren Gefühlen freien Lauf lassen. Wir können uns in voller Freiheit und Liebe auf die Außenwelt einlassen, sie in unser Herz schließen. Je sicherer wir uns sind, daß wir alles, was uns begegnet, adäquat »verdauen« können, um so leichter fällt es uns, das Herz zu öffnen. Vielleicht brauchen wir Arme und Hände noch manchmal, um Bedrohliches abzuwehren. Aber wenn wir uns unserer Fähigkeit, Fremdes zu integrieren, sicher sind, wird unsere Hingabe und Liebe auch Arme und Hände durchfluten, so daß wir Äußeres so sanft »behandeln«, wie wir selbst berührt werden wollen. Verschmelzung der Gefühle, auch Mitgefühl, ist der Schatz der vierten Ebene.

Auf der fünften Ebene können wir wieder bestimmen, was wir hereinlassen oder draußen halten, was wir schlucken oder ausspucken, »für uns behalten« oder »ausdrücken«, verschweigen oder aus sprechen. Auch die fünfte Ebene hat mit Ego-Identität zu tun. Aber sie liegt vielmehr im bewußten Bereich als die Ego-Identität der dritten Ebene. Kauen (5) hat mehr mit bewußtem Willen zu tun als Verdauen (3), Ausspucken ist ein freierer Akt als Sich-Übergeben. Sie können entscheiden, was Sie in den Mund nehmen, aber wenn Sie es einmal geschluckt haben, müssen sich die Verdauungsorgane damit auseinandersetzen.

Genauso ist es mit dem Ausdruck unserer inneren Empfindungen. Wir können seufzen, schreien, lachen, sprechen, gestikulieren oder das Gesicht verziehen, oder wir können es uns verkneifen. Es steht bis zu einem gewissen Grad in unserem Belieben. Wir können durch den Ausdruck unseres Innenlebens sogar die Bedingungen verändern, die uns von der Außenwelt gesetzt sind. Und diese Freiheit von Zwang, Gesetz und Bedingtheit ist der Schatz der fünften Ebene.

Im Turmgemach der sechsten Ebene erwartet uns zunächst ein Erlebnis der Zweiheit. Die Schablonen, Brillen und Scheuklappen unserer ungeprüften Überzeugungen entfremden uns von der Wirklichkeit. Aber wenn wir sie absetzen, werden wir wirklich. Wir spüren und nehmen an, wie Energien tatsächlich funktionieren. Und da wir nun wissen, wie die Außenwelt in uns wirkt, können wir durch unsere Visionen auch neue Wirklichkeit schaffen, und zwar sowohl in der Außenwelt als auch in uns selbst. Wir können durch die Wendeltreppe in alle unteren Gemächer des Palastes spähen und nachsehen, wie sie ausgestattet sind, wo noch Möbelstücke fehlen, wo die Tapeten heruntergerissen sind, und wir können es alles reparieren lassen. Diese Fähigkeit der Verwandlung ist der Schatz der sechsten Ebene.

Und schließlich kommen wir im Dachgiebel an und möchten nun endlich den Himmel sehen. Wir wollen wissen, wie unser ganzer Palast bei Licht betrachtet aussieht. Aber wir stellen fest, daß das Dachfenster geschlossen ist. So fest wir uns dagegenstemmen, es ist nicht aufzukriegen. Was tun?

Ganz egal, wo Sie gerade sind, ob Sie stehen, sitzen oder liegen, im Stau oder im Wartezimmer, ob in einer Menschenmenge oder allein ... öffnen Sie sich für die dunkle, dichte Energie der Erde, kontrahieren Sie die Beckenbodenmuskulatur, schließen Sie einen Augenblick lang die Augen und leiten Sie die Erdenergie in einem mächtigen Schwall durch alle Stockwerke nach oben. Unter Ihrer Schädeldecke flimmert es von flüssigem Gold, die Grenzen nach oben öffnen sich ... und Sie sind bereit für die nächste Übung.

Lockerung

Nur locker zu sein wäre tödlich. Wir brauchen die Anspannung, die Kontraktion der Muskeln. Wenn die Lungen die verbrauchte Luft nicht herauspressen könnten, würde sie sich stauen ... wir würden ersticken. Und wenn das Herz sich nicht zusammenziehen würde, könnte das Blut nicht die Zellen ernähren. Wir brauchen also die immer wiederkehrende Anspannung der Muskeln, aber wir haben auch viele chronische Verspannungen, die wir wirklich nicht brauchen.

Egal, ob Sie sitzen, stehen, hocken, kauern, liegen ... lassen Sie locker! Steilen Sie sich vor, die Erde trägt Sie, Ihr ganzes Gewicht können Sie ihr anvertrauen. Und so ist es ja auch. Nur vergessen wir das meistens, weil wir schon ungeduldig in den Startblöcken kauern und nur darauf warten, unsere angespannte Energie rauszuschleudern ... als Arbeit, Aggression, Bewegung. Aber anstatt Ihre Aufmerksamkeit nach außen zu richten – auf Ziele, Feinde,

Geräte, Termine, Liebesobjekte und so weiter –, lenken Sie sie nach innen. Schauen Sie sich einfach an, wo Sie gerade verspannt sind. Sie werden nicht alles auf einen Blick bemerken. Von hundert Verspannungen empfinden Sie vielleicht nur drei, aber das ist schon viel. Drei Verspannungen lösen sich, weil Sie Ihr Gewicht ein bißchen mehr dem Boden anvertrauen. Sie können es auch beim Gehen tun ... immer im Gefühl, daß Sie getragen werden. Sie können es im Bürostuhl tun, auf der Kloschüssel, im Bett, wenn Sie nicht einschlafen können, oder auf einem Partner. Und Sie haben das Gefühl, »durchsichtig«, grenzenlos, luftig weich zu werden. Die Energien in Ihrem Körper können frei fluten, können ihre richtigen Bahnen finden, Sie fühlen sich erfrischt und ... können zur nächsten Übung weitergehen.

Vibrieren Sie mit allen möglichen Körperteilen: Lassen Sie das Zittern und Schütteln wie ein elektrisches Feld von innen her entstehen ... an den Gelenken (Knöchel, Knie, Hüften, Finger, Handgelenke, Ellbogen, Schultern) und an der Wirbelsäule (Lenden, Brustkorb, Hals/Schädelbasis). Stellen Sie sich vor, daß dieses elektrische Feld sich ausbreitet. Je mehr Sie sich in der vorigen Übung entspannen konnten, um so subtiler wird jetzt das Zickzack sein, um so weicher werden Waden, Schenkel, Gesäß, Bauch, Brüste, Ober-, Unterarme und Wangen mitzittern.

Auch diese Übung können Sie im Sitzen oder in jeder anderen Haltung durchführen, aber am besten ist es natürlich im Stehen, wenn Sie alle Gliedmaßen frei haben. Sie können auch im Gehen zittern.

Ideal ist es, wenn Sie sich dabei von einer afrikanischen oder orientalischen Trommel inspirieren lassen. Das Zittern wirkt Wunder! Wenn ich lange am Schreibtisch gesessen bin und die Gedanken nicht mehr fließen, lege ich eine Musik (Angaben über geeignete Begleitmusik finden Sie am Schluß des Buches) auf und zittere mich aus. Und das empfehle ich auch Ihnen, wenn Sie sich während Ihres stressigen Alltags entspannen wollen.

Stellen Sie sich vor, wie es wäre, wenn Sie von der Arbeit aufstehen würden und, statt Kaffee zu trinken oder zu rauchen oder zu essen ... vibrieren würden. Da käme Leben ins Büro. Schalten Sie Computer und Neonlicht aus, öffnen Sie die Fenster, legen Sie eine Kassette mit Trommelmusik ein und beginnen Sie mit Ihrer Entspannungsorgie.

Aber Sie müssen es klug vorbereiten: Erzählen Sie Ihren Kolleginnen schon Tage vorher, wie angenehm sich das anfühlt, fragen Sie fürsorglich, ob sie Schulterschmerzen haben oder sonst irgendwelche Probleme, sagen Sie einleitend, daß das vielleicht ein wenig ungewohnt ist, aber: »Probieren können wir's ja mal!« Und bald hört man's im ganzen Gang, und schon lockert sich die ganze Firma, vom Portier bis zum Vizepräsidenten, graue Eminenzen kommen auch dazu, und sogar der junge Mann vom Botendienst macht gleich mit.

Innere Weite

Lachend lassen Sie sich in Ihren Sessel fallen (oder auf Ihre Couch zu Hause), geben wieder das Gewicht an die Erde ab und schauen Ihren Körper von innen an. So weit ist er geworden! Schon die kleinen Zehen sind geräumig, die Knöchel, Waden, Knie, Oberschenkel, Hüften, der Bauch, der Brustkorb, Schultern, Arme und Hände bis in die Fingerspitzen, Hals und Kopf ... ein einziger großer, weiter Innenraum.

Sie können diesen Innenraum auch im Stehen, Gehen und in anderen Bewegungen empfinden. Nehmen Sie diese innere Weite zu Geschäftsbesprechungen, an den Herd, in den Supermarkt, zum Rendezvous oder ins Theater mit.

Die nächste Übung baut darauf auf. Diese können Sie aber nur mit aufrechtem Oberkörper – stehend, kniend, sitzend oder am Boden auf den Fersen sitzend – vollziehen. Stellen Sie sich vor, daß ein Energiestrahl vom Zentrum der Erde durch Ihren Beckenboden aufsteigt, durch den ganzen Körper flutet. Heben Sie die Arme und lassen Sie die Energie durch Arme, Hals und Kopf ins Weltall fließen. Prüfen Sie, ob auch wirklich der ganze Körper davon erfüllt ist. Füllen Sie energiearme Stellen auf! Pumpen Sie immer wieder Energie nach oben, indem Sie die Beckenbodenmuskulatur anspannen und gleichzeitig durch die Nase einatmen.

Knien Sie dann nieder und berühren mit Ihrem Scheitel den Boden. Empfinden Sie die Kraft des Bodens. Und stehen Sie wieder auf.

Lineare, runde und drehende Bewegungen

Jetzt kommen wir endlich zu den Bewegungen selbst. Bauchtanz ist ein polyzentrischer Tanz: Es bewegen sich Becken, Bauch, Oberkörper, Brustkorb, Schultern, Arme, Hände, Hals und Kopf, also eigentlich alles, nur eben unabhängig, isoliert voneinander. Das ist am Anfang ungewohnt, mit der Zeit aber bemerken Sie, daß Sie auf diese Weise eine ganz neue Beweglichkeit und Lebendigkeit gewinnen.

Bei den jetzt folgenden Bewegungen bleibt der ganze Körper ruhig und stabil, nur jeweils ein isolierter Körperteil »tanzt aus der Reihe«. Sie stehen entspannt und aufrecht und lassen das Becken locker hängen. Machen Sie kein Hohlkreuz, drücken Sie das Gesäß nicht heraus. Auch der Beckenboden ist entspannt.

Waagrechtes Gleiten nach rechts und links

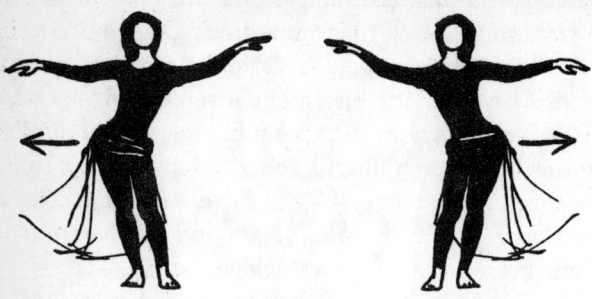

1. Beginnen Sie nun, das Becken waagrecht nach rechts und links gleiten zu lassen (nicht kippen, nicht drehen!). Wenn Sie Widerstände spüren, verlangsamen Sie die Bewegung, gehen mit dem Bewußtsein in diese Körperregion. Fahren Sie so lange damit fort, bis das Gleiten keinen Widerstand mehr findet. Mit der Zeit wird auch die Distanz zwischen dem rechten und linken Ende größer, die seitliche Boden- und Oberschenkelmuskulatur wird elastischer.

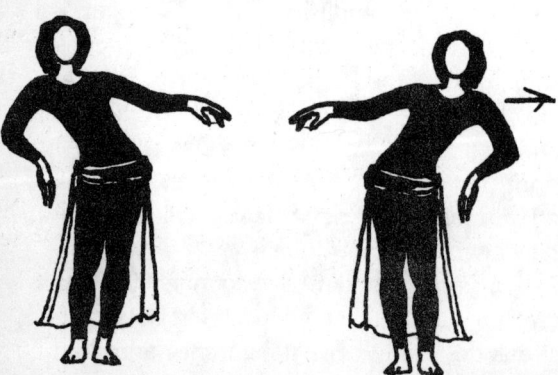

2. Ziehen Sie nun Ihre waagrechten Linien mit dem *ganzen* Oberkörper: Die Füße bleiben stabil am Boden,

das Becken bleibt ruhig, nur der Oberkörper verzieht sich trapezförmig nach rechts oder links. Dabei bleiben aber die Schultern ganz waagrecht, Sie kippen den Oberkörper also nicht. (Die Gewichtsverlagerung müssen Sie natürlich in den Beinen auffangen, auch die Arme werden zum Ausgleich in die Gegenrichtung tendieren.)

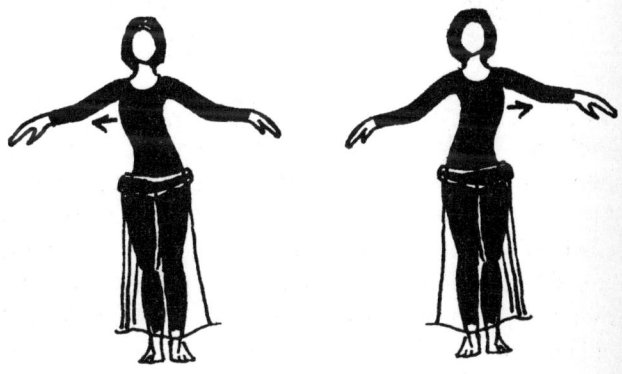

3. Als nächstes lassen Sie *nur* den Brustkorb waagrecht nach rechts und links gleiten. Finden Sie einen Punkt in der Brustmitte, und stellen Sie sich vor, daß das Rückgrat von dort aus wie eine Bogensehne nach rechts und links verzogen wird. Das Rückgrat ist auch auf der Höhe des Herzens viel beweglicher, als wir normalerweise glauben. Bei dieser Brustkorbverschiebung bleiben Füße, Hüften und auch Schultern ganz ruhig.

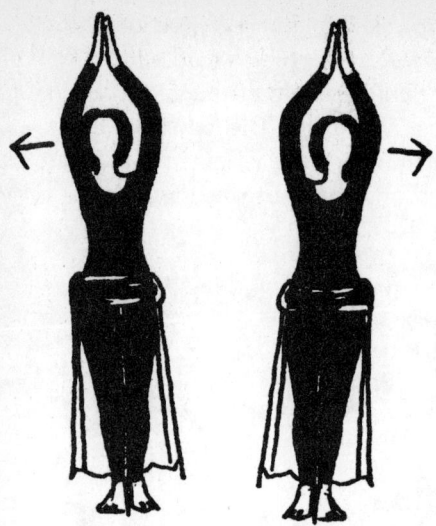

4. Und jetzt der Hals: Nicht beugen oder kippen, sondern nur verschieben. Die Achse des Gesichtes bleibt dabei senkrecht. Schwierig? Das Zentrum der Bewegung ist unmittelbar an der Schädelbasis. Stellen Sie sich diesen Punkt vor und verschieben Sie ihn waagrecht nach rechts und links.

Wenn Ihnen diese Anfangsübungen gelungen sind, haben Sie die Erfahrung gemacht, daß Ihr Rückgrat im Lenden-, Brust- und Halswirbelbereich viel beweglicher ist, als Sie glaubten. Natürlich können Sie auf diese Art viele Verspannungen lösen.

Waagrechtes Gleiten nach vorne und hinten

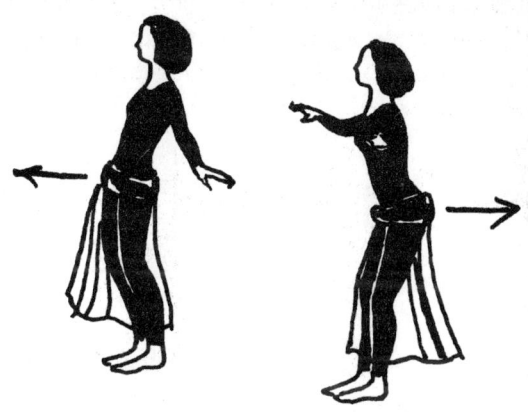

1. Schieben Sie einfach das Becken nach vorne und hinten (nicht kippen!). Das ist ziemlich leicht, und trotzdem können Sie dabei lernen, die Gesäßmuskeln zu lockern. Fahren Sie einige Zeit mit dieser Bewegung fort.

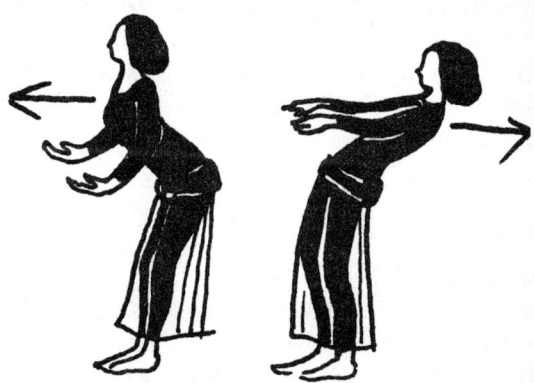

2. Dann lassen Sie den *ganzen* Oberkörper nach vorne und hinten gleiten. Beine und Becken bleiben stabil, der Kopf bleibt ruhig und aufrecht. Beim Vorgleiten wird der ganze Rücken durchgedrückt, beim Zurück-

gleiten wird die Brust nach innen gedrückt, so daß ein
runder Rücken entsteht.

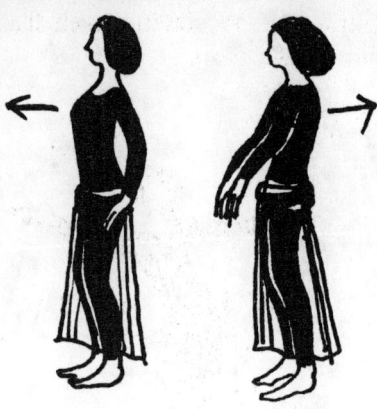

3. Als nächstes lassen Sie *nur* den Brustkorb nach vorne
und hinten gleiten; Beine, Becken, Schultern, Hals und
Kopf bleiben ruhig.

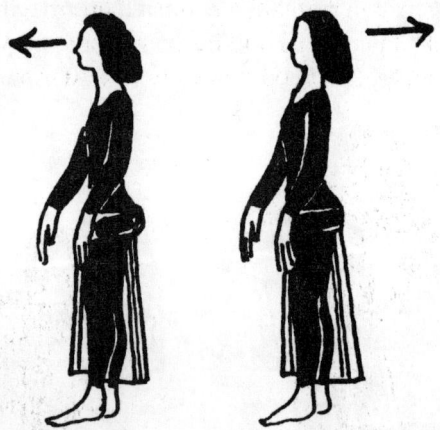

4. Und schließlich den Kopf: Nicht nicken, nicht in den
Nacken zurücklegen! Sondern waagrecht nach vorne
und hinten bewegen. Auch hier wird wieder die Schädelbasis stimuliert.

Bei all diesen einfach scheinenden Bewegungen werden Sie bemerken, daß es gar nicht so leicht ist, ohne Hingabe oder Konzentration eine kontinuierlich fließende, ungebrochene Linie zu zeichnen.

Runde Bewegungen

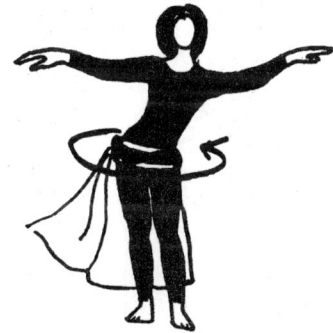

1. Lassen Sie Ihre Hüften um einen imaginären Mittelpunkt nach rechts und nach links kreisen. Variieren Sie, ziehen Sie weite oder enge Kreise oder auch Spiralen.

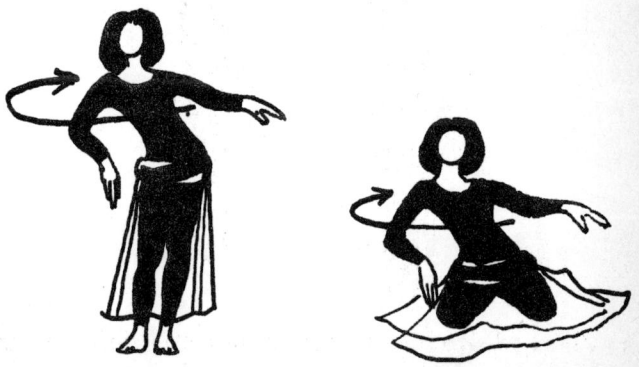

2. Beschreiben Sie mit Ihrem *ganzen* Oberkörper einen weiten Kreis. Die Schultern bleiben dabei waagrecht,

der Kopf bleibt senkrecht und ruhig, so daß Sie eine
Kerze auf dem Kopf balancieren könnten. Diesen weiten Oberkörperkreis können Sie auch am Boden, auf
den Fersen sitzend beschreiben, das ist eine beliebte
Tanzbewegung.

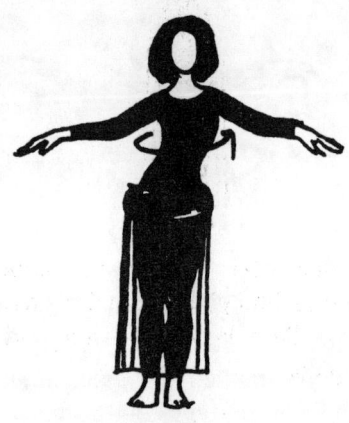

3. Nun beschreiben Sie einen Kreis *nur* mit dem Brustkorb, ebenfalls waagrecht. Das ist ganz ungewohnt,
   aber wenn Sie's mal können, werden Sie erstaunt und
   glücklich bemerken, wie viele Schreibtischverspannun-
   gen in der Herzgegend sich lösen.

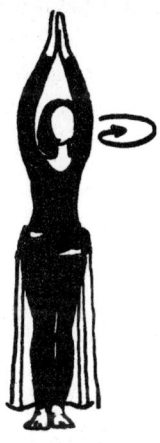

4. Auch mit dem Hals können Sie waagrechte Kreise nach beiden Richtungen ziehen. Im klassischen Bauchtanz kommt diese Bewegung hin und wieder, aber nicht häufig vor.

Es gibt noch eine Reihe von anderen runden Bewegungen – senkrechte Kreise von Hüften und Schultern, Armkreise –, aber all diese Variationen würden die Zielsetzung unseres Bewegungsprogrammes sprengen. Uns geht es mehr darum, den Körper überhaupt für das Strömen der Energie vom Becken aus vorzubereiten. Im Laufe der Zeit können Sie dann mehr und mehr Bewegungen dazulernen und zusammenstellen, so daß Sie im Tanzen phantasievoll mit dem Körper spielen können.

Waagrechte, drehende Bewegungen

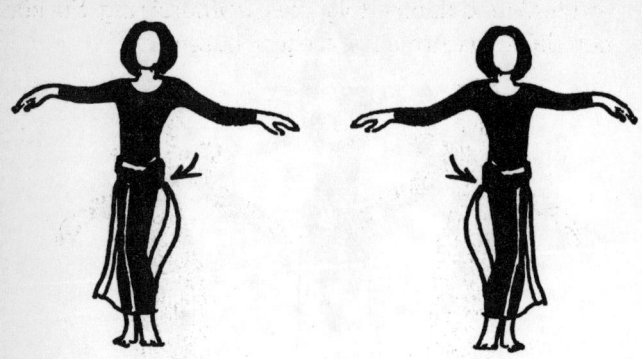

1. Lassen Sie die Füße stabil am Boden, der ganze Körper ist ruhig, nur das Becken dreht sich um die eigene Achse – so ähnlich wie ein Lenkrad. Achten Sie darauf, daß Sie den Mittelpunkt wirklich exakt einhalten und daß die Drehbewegung auch ganz waagrecht ist. (Nicht ausweichen, wenn ein Widerstand auftaucht!)

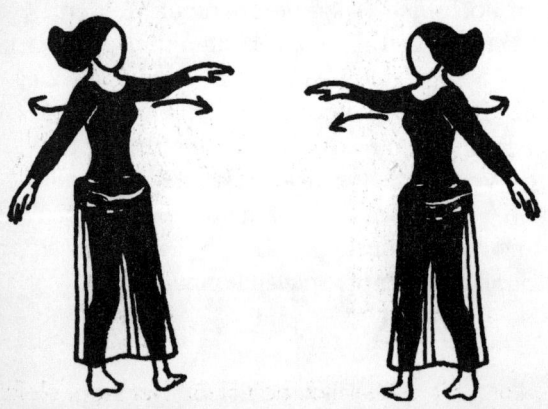

2. Sie stehen noch immer entspannt und aufrecht und lassen nun den *ganzen* Oberkörper um die Mittelachse drehen. Lenden-, Brust- und Halswirbelsäule drehen

sich kontinuierlich, so weit es geht (immer in der Senkrechten), und dann erfolgt die Gegendrehung. Sie können dabei die Arme mit»fliegen« lassen.

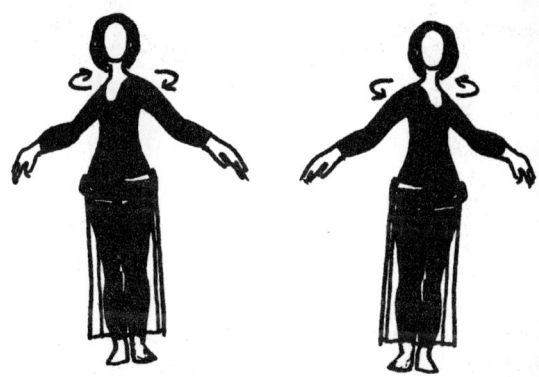

3. Als nächstes drehen Sie *nur* den oberen Brustkorb, und zwar, indem Sie die Schultern abwechselnd nach vorne und hinten gleiten lassen.

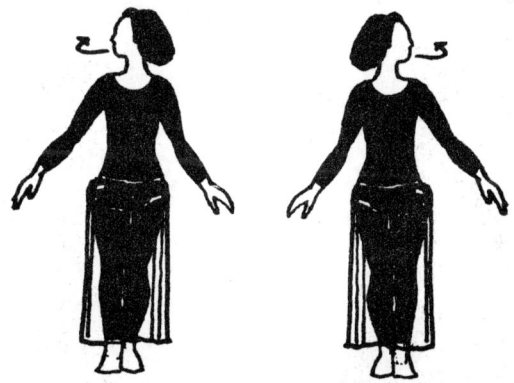

4. Drehen Sie schließlich den Hals. Der Kopf bleibt ganz senkrecht, die Drehung wird genau um die Mittelachse vollzogen. Drehen Sie ganz langsam, damit Sie die Schulterverspannungen spüren und auflösen können.

Senkrechte, drehende Bewegungen (Beugungen) zur Seite und nach vorne und hinten

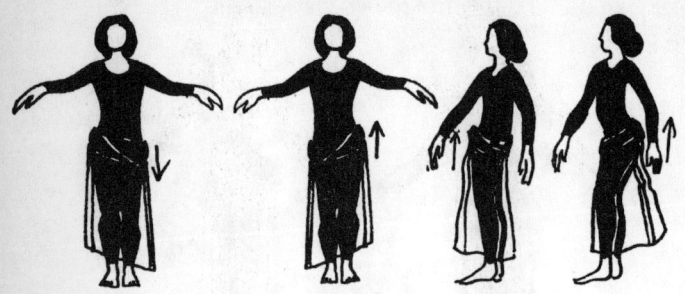

1. Lassen Sie die Füße wieder stabil am Boden, achten Sie aber darauf, daß die Knie locker sind. Und nun beginnen Sie, die rechte und linke Hüfte abwechselnd nach oben und unten zu schieben. Die Knie fangen diese pendelnde Bewegung auf. (Genaugenommen geht sie sogar von den Knien aus.) Auch das ist im Grund eine Drehbewegung. Der imaginäre Mittelpunkt liegt in der Mitte des Beckens.

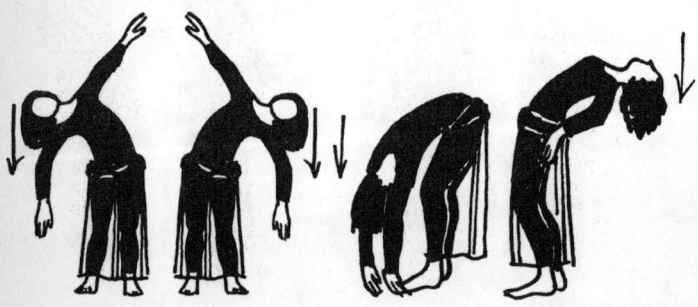

2. Beugen Sie den *ganzen* Oberkörper nach rechts und links, nach vorne und hinten (letzteres mit Augenmerk aufs Kreuz, vorsichtig, nur so weit es geht!). Lenden-

Brust- und Halswirbelsäule beschreiben dabei eine kontinuierliche Krümmung.

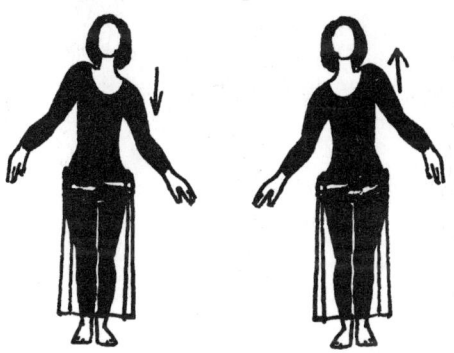

3. Wenn Sie abwechselnd die rechte und die linke Schulter hochziehen beziehungsweise herabgleiten lassen, beschränkt sich diese Bewegung *nur* auf den oberen Teil der Brustwirbelsäule. Die Beugung nach vorne und hinten kommt zustande, wenn Sie einen Buckel machen beziehungsweise »sich in die Brust werfen«.

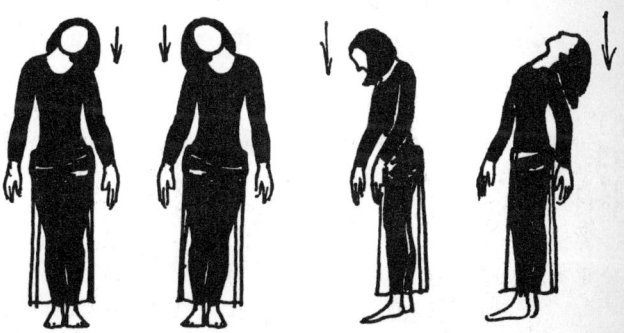

4. Beugen Sie den Kopf seitlich zur rechten und linken Schulter oder, wie beim Nicken, nach vorne und hinten! (Die letzten vier Bewegungen füge ich nur der Vollständigkeit halber hinzu.)

Wozu das alles?

Ein Teil dieser Bewegungen kommt im klassischen Repertoire des Bauchtanzes vor, allerdings in Verbindung mit Schrittfolgen, Drehungen oder in dramatischen Momenten. Die einfache waagrechte Drehung des Halses ist natürlich kein spezifisches Bauchtanzelement, aber wenn ein plötzlicher Trommelimpuls ertönt, drehen Sie vielleicht so leidenschaftlich den Kopf nach hinten, daß die Haare fliegen. Sie sollten dafür im Halsbereich geschmeidig sein, damit Sie sich nicht verrenken oder am Ende mit Gips um den Hals herumlaufen. Elastizität kommt mit der Zeit.

Wenn Sie bereits dehnbar sind, können Sie das waagrechte Seitwärtsgleiten auch mit einem Akzent, also einem plötzlichen Stopp beenden, anstatt es sanft auslaufen zu lassen. Diese Akzente der Hüfte, des Brustkorbes und sogar des Halses sind im klassischen Bauchtanz recht verbreitet. Die Hüfte nach vorne und hinten schnellen zu lassen, wird im allgemeinen allerdings eher abgelehnt. (Vielleicht, weil's an eine männliche Koitusbewegung erinnert?) Den Brustkorb dagegen lassen Tänzerinnen oft nach vorne und hinten oder auch nach schräg vorne schnellen (was auch mit Schrittfolgen verbunden werden kann).

Einige der Bewegungen – zum Beispiel die Oberkörperbeugen und das lineare Oberkörperverschieben – brauchen wir als Vorübungen für die Achterbewegungen des Oberkörpers.

Das wichtigste aber ist, daß Sie durch diese linearen und drehenden Bewegungen spüren, wie viele Dimensionen der Bewegung Sie *innerhalb* Ihres Körpers haben und wie geschmeidig Ihre Wirbelsäule ist, wenn nur die Muskeln nachgeben. Und damit die Muskeln weich und elastisch werden, so daß die Bewegungen weich und widerstandslos gleiten, üben wir sie möglichst oft. Und für Ihr Körpergefühl (und Körperglück) ist es besser, wenn Sie dieselbe Bewegung statt zehnmal nur viermal machen, dafür aber ganz langsam und bewußt.

Vibrationen von Becken und Oberkörper

Und jetzt kommt eines der Highlights des Bauchtanzes: Auf rasante Trommelsolos oder preziöses »Klirren« des Kanuns (einer Art Zither) beginnen Sie »haltlos« zu vibrieren. (Jawohl, haltlos! Sie sind einfach nicht zu halten, wenn Sie einmal so leidenschaftlich in Fahrt kommen.) Jetzt kommt es uns zugute, daß wir die drehenden Bewegungen schon geübt und viele Verspannungen gelöst haben.

Stehen Sie entspannt, mit lockeren Knien, und lassen Sie im Becken eine Pendelbewegung entstehen, wie ich sie oben beschrieben habe (die Hüften bewegen sich abwechselnd auf und nieder). Nur ist diese Bewegung jetzt so subtil, daß Sie sie gar nicht mehr bewußt verfolgen können. Sie verselbständigt sich und wird immer schneller. Dieses Beckenzittern fällt nicht allen »in den Schoß«. Hilfreich kann tatsächlich die Vorstellung sein, daß Sie ein Energiepotential im Becken haben, das sich entladen will, und Sie stellen für die Äußerung der Energie diese subtile Pendelform zur Verfügung.

Dieselbe subtil drehende Bewegung lassen Sie dann auch im Brustraum entstehen, indem Sie die Schultern abwechselnd vor- und zurückbewegen. (Diese Drehung ist jetzt also waagrecht und nicht senkrecht wie in der Hüfte.) Und auch hier wird die Bewegung immer schneller und verselbständigt sich schließlich. Vielleicht haben Sie ein solches orgiastisches Zittern auch schon mal mit einem Liebhaber erlebt? Natürlich ist das Zittern eine Anspielung auf die Entladung erotischer Energie und Begeisterung ...

Diese Bewegung ist eindrucksvoll, vor allem, wenn Sie sie in allen möglichen Stellungen – im Knien, in der Brücke, im Fersensitz oder im Gehen – vollziehen oder auf langsame runde, lineare oder schleifenförmige Bewegungen von Hüfte und Oberkörper »drauflegen«.

Das ist also wirklich eine Kunstfertigkeit, die Sie langsam erlernen, es sieht wunderschön aus! Zeigen Sie's Ihren Kolleginnen, Tanten oder Schülerinnen, sie werden auch Lust darauf kriegen!

Üben Sie dieses Zittern immer wieder mit afrikanischer oder orientalischer Trommelmusik (live – aber das wird meist nicht möglich sein – oder von einem Tonträger; ich gebe Ihnen Hinweise zur Musik am Schluß des Buches). Es ist ungemein entspannend und verschafft Ihnen intensive körperliche Befriedigung. Vibrieren Sie vor Lust – auch in Ihren Arbeitspausen, anstatt mit schlechtem Gewissen zu rauchen oder zu naschen!

Achterbewegungen des Beckens, Oberkörpers, Halses, Bauches und der Hände

Nun folgt das Allerschönste: sanft gleitende Wellenbewegungen, in denen sich Ihre Geschmeidigkeit vollendet. Hätten Sie je gedacht, daß Sie sich mit all Ihren Langknochen und Gelenken so anmutig winden können wie eine Schlange? Ich zeige Ihnen, wie's geht.

Becken, Brustkorb und Hals

Im Grunde ist die Achterbewegung eine Synthese aus Kreis und Linie. Versuchen wir's mal: Lassen Sie Ihre Hüfte ganz ruhig waagrecht von rechts nach links (und wieder zurück) gleiten, immer weiter, immer weiter ... Irgendwann stellen Sie fest, daß Ihr Körper die Endpunkte gerne abrunden, umrunden möchte. Das heißt, anstatt geradewegs auf den Endpunkt zuzulaufen, holt die rechte Hüfte von schräg hinten her aus, gleitet weich und rund nach vorne und wieder zurück zur Mitte, schiebt gewissermaßen die linke Hüfte nach außen, die ebenfalls von schräg hinten ausholt und wieder weich und rund nach vorne und schließlich zurück zur Mitte driftet. Aus einem linearen Hin und Her wird also eine unaufhörliche Schlaufe ... das Zeichen für Unendlichkeit. Und jetzt kommt es uns wieder zugute, daß wir die drehenden Bewegungen schon geübt haben, denn die Außenrundung ist eigentlich nichts anderes als eine Drehung um eine von der Körpermitte zur Seite verlegte Drehachse.

Außerdem hilft uns die Tatsache, daß wir die verschiedenen räumlichen Dimensionen und Richtungen innerhalb unseres Körpers kennengelernt haben. Denn natürlich gibt es nicht nur eine waagrecht liegende Achterschleife, sondern insgesamt sechs mögliche Varianten von Achtern, die wir dann auch noch auf allen drei Körperebenen, der Lenden-, Brust- und Halswirbelsäule, vollziehen können. Nicht alle sechs kommen im klassischen Bauchtanz vor, und auch nicht auf allen Ebenen – vor allem nicht im Halsbereich. Aber ich möchte sie Ihnen trotzdem alle sechs vorstellen. Ich hoffe, daß die Skizzen Ihnen helfen, diese ungewohnten Bewegungen zu verstehen.

Ich habe den einzelnen Achterbewegungen Namen gegeben:

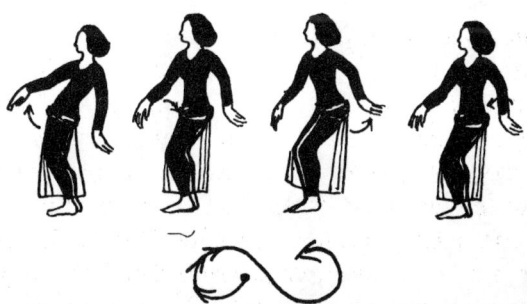

1. *Woge:* Das Becken gleitet waagrecht nach vorne und hinten, die Abrundung an den Endpunkten kommt

von unten. (Im Bauchtanz wird diese Bewegung in Kombination mit Schrittfolgen recht unzutreffend als »Kamelgang« bezeichnet.)

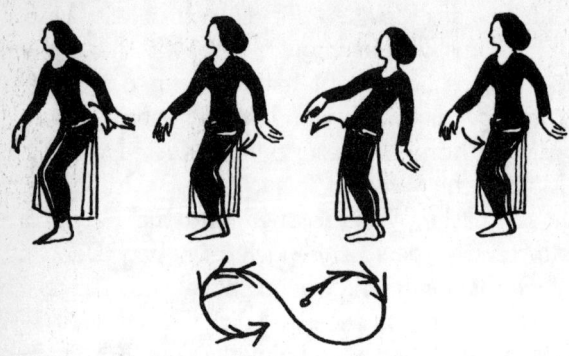

2. *Gischt:* Das Becken gleitet waagrecht nach vorne und hinten, aber diesmal kommt die Abrundung an den Endpunkten von oben. (Diese Bewegung kommt im Bauchtanz überhaupt nicht vor, wohl aber in einer Form des südchinesischen Chi Gong.)

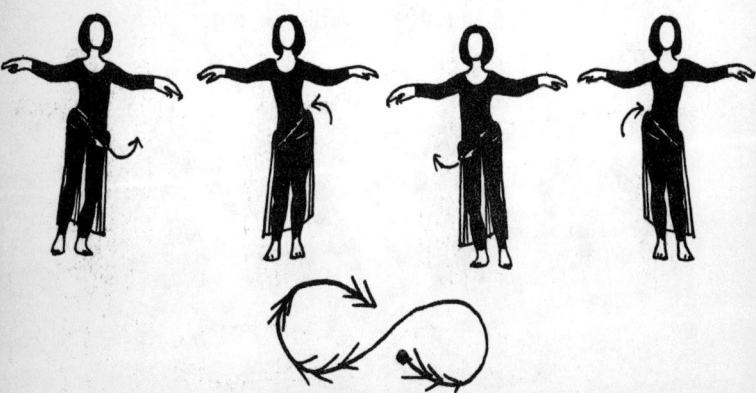

3. *Wellental:* Das Becken gleitet waagrecht nach rechts und links, die Abrundung an den Endpunkten kommt

von unten. (Diese Bewegung ist im Bauchtanz sehr gebräuchlich.)

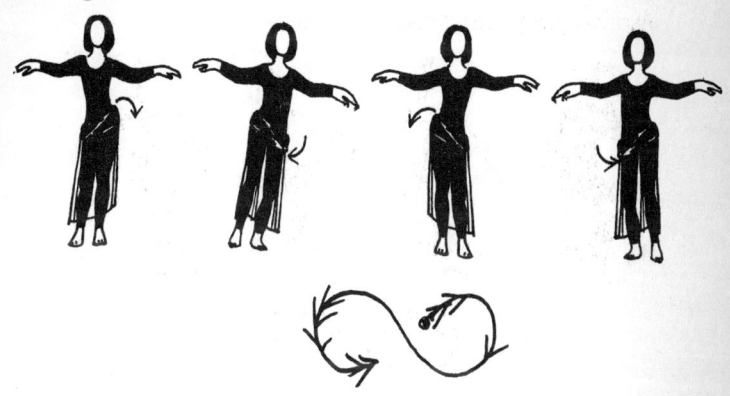

4. *Wellenberg:* Das Becken gleitet waagrecht nach rechts und links, aber hier kommt die Abrundung an den Endpunkten wieder von oben. (Diese Bewegung ist im Bauchtanz eher selten, kommt aber hin und wieder in Verbindung mit entsprechenden Handbewegungen, die einem Winken ähneln, vor.)

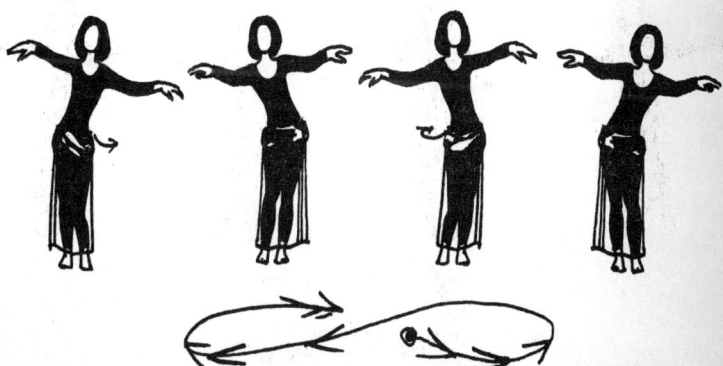

5. *Brandung:* Das Becken gleitet waagrecht nach rechts und links, bleibt aber im Gegensatz zu den vier vorher-

gehenden Varianten auf der waagrechten Ebene, die Abrundung an den Endpunkten kommt nun von vorne. (Diese Bewegung ist im Bauchtanz, auch in Verbindung mit Schritten, sehr beliebt. Man hat dabei so eine Art »Bauchladengefühl«.)

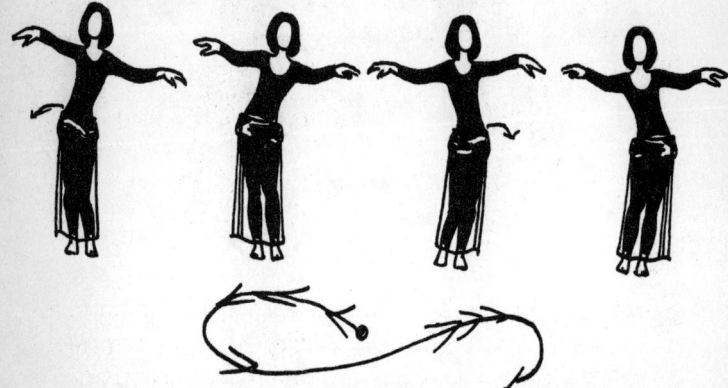

6. *Bucht:* Das Becken gleitet waagrecht nach rechts und links, bleibt wieder in der waagrechten Ebene, aber die Abrundung an den Endpunkten kommt nun von hinten. (Ebenfalls im Bauchtanz häufig, es vermittelt ein Gefühl, als ob die Gebärmutter abwechselnd von den beiden Seiten durch die Beckenknochen beschützt würde.)

Alle sechs Varianten können Sie nun auch auf der Ebene der Brustwirbelsäule erlernen und schließlich auch auf der Ebene der Halswirbelsäule. Und Sie werden eine Biegsamkeit erwerben, die Sie sich niemals hätten träumen lassen. Das Rückgrat ist jetzt also multidimensional beweglich – wie es eigentlich auch sein sollte.

Bauch

So merkwürdig es klingen mag: Auch der Bauch kann Achterwellen schlagen. Spüren Sie als erstes den Unterschied zwischen Unter- und Oberbauch. Ziehen Sie die Region unter dem Nabel nach innen und lassen Sie sie wieder herausschnellen. Tun Sie das mehrere Male, es stärkt Ihre Bauchmuskulatur. Und nun die Region oberhalb des Nabels: Ziehen Sie sie nach innen (das ist ein Gefühl, als ob Sie sich übergeben müßten) und lassen Sie wieder los. Achten Sie dabei darauf, daß die untere Region locker und unbewegt bleibt. Diese Isolation der beiden Hälften ist nicht leicht.

Aber wenn es Ihnen einmal gelungen ist, können Sie zur Achterbewegung (der sogenannten »Bauchrolle«) schreiten. Ziehen Sie den Oberbauch nach innen, während der Unterbauch entspannt »vorquillt«. Ziehen Sie dann den Unterbauch nach innen, und wenn er ganz kontrahiert ist, lassen Sie den Oberbauch wieder heraus. Entspannen Sie dann auch den Unterbauch, und der ganze Ablauf beginnt von neuem.

Wenn Sie dieses Muskelspiel gut beherrschen, dann werden die Kontraktionen und Lockerungen sehr subtil und geschmeidig aussehen, und natürlich ist das eine wunderbare Übung für Ihre weiblichen Organe sowie Ihre Verdauung (zweite und dritte Ebene).

Arme und Hände

Die Arme hängen bis jetzt noch schlaff an uns herab, oder vielleicht haben wir sie in all dieser Konzentration krampfhaft abgespreizt. Auch die Arme können durch Achterbewegungen geschmeidig und locker werden. Aber ich möchte gleich zu den Achterbewegungen der Hände übergehen, denn wenn wir diese vollziehen, gehen Schultern und Arme automatisch mit.

1. *Yin-Handwellen:* Halten Sie beide Hände locker vor sich hin, als ob Sie einen Ball halten würden, die Handinnenflächen sind einander zugekehrt. Spannen Sie die beiden Handrücken an, so daß die Handinnenseiten sich konvex wölben, und führen Sie die Hände mit dem Zeigefinger in einem Halbkreis nach außen. So, jetzt sind die Unterarme verdreht, und die Handrücken sind einander zugekehrt. Und jetzt kommt die Wendung: Sie entspannen Ihre Hände, so daß die Innenflächen konkav werden und die Handinnenflächen einander zugekehrt sind. Dann führen Sie die Hände in einem Kreis zurück. Jetzt sind sich wieder die Handrücken zugekehrt, wieder spannen Sie die Handrücken an und vollenden den Kreis. Jetzt haben Sie also eine ganze Achterbewegung vollzogen. Immer hat die Zeigefingerseite der Hand geführt, aber die Innenschleife erfolgte mit angespanntem Handrücken, die Außenschleife mit lockerer Hand.

Wenn Sie diese Bewegung einmal verstanden haben, können Sie sich darauf konzentrieren, Sie fließend zu vollziehen, die Schultern dabei zu lockern, die Energie aus dem Becken, durch den Oberkörper und die Schultern und Arme bis in die Fingerspitzen fließen zu lassen sowie Spannung und Entspannung harmonisch auszugleichen. Sie können die Achterschleifen dann auch weiter, raumgreifender ziehen, und irgendwann brauchen Sie sich dann gar nicht mehr zu konzentrieren, Ihre Arme und Hände gleiten durch die Luft, als seien sie schwerelos.

Bis jetzt waren die beiden Hände symmetrisch. Aber Sie können die Phasen auch versetzen, und schon haben Sie zwei parallele *Yin-Handwellen.* (Ich nenne sie so, weil in der chinesischen Medizin die Innen- und Vorderseite der Arme als Yin, die Außen- und Hinterseite dagegen als Yang bezeichnet wird.)

2. *Yang-Handwellen:* Auch hier haben Sie wieder den Wechsel zwischen Anspannung und Lockerung, nur daß diesmal die Außenkante der Hand führt.

Diese beiden Handbewegungen sind im indonesischen Tanz sehr gebräuchlich, zum Beispiel bewegen die Tänzerinnen oder Tänzer damit Fächer. Im Bauchtanz dagegen erscheinen sie nur in reduzierter Form: Man beschreibt einen Handkreis, und anstatt zu wenden und die Spannung zu verändern, dreht man einfach schnell zurück, oder man spart sich überhaupt die Drehung und arbeitet nur mit Kontraktion und Lockerung des Handrückens.

Eine »Fußnote«: Auch die Füße können Achterbewegungen beschreiben. Vielleicht haben Sie Lust, die verschiedenen Möglichkeiten auszutüfteln, wenn Sie bequem im Lehnstuhl oder auf der Couch liegen. Ich mache es zur Tonisierung meines Systems manchmal in der U-Bahn, aber natürlich nicht mit Schnürstiefeln, sondern in Schuhen, aus denen ich leicht und unauffällig rausschlüpfen kann.

Was haben wir jetzt?
Wenn Sie alle beschriebenen isolierten Bewegungen geschmeidig vollziehen können, haben Sie eine gute Basis, um klassischen Bauchtanz als Kunstform zu erlernen. Der Bauchtanz beinhaltet auch Techniken, wie man Körperisolationen variieren oder miteinander beziehungsweise mit Schritten verbinden und rhythmisch akzentuieren kann. Er beinhaltet auch, diese Bewegungen im »Einklang« mit der Musik einem Publikum darzubieten. (Mehr darüber finden Sie in meinem Buch »*Der heilige Tanz*« – oder belegen Sie einfach einen weiterführenden Bauchtanzkurs.)

Das System der Achterbewegungen jedoch, das ich hier skizziert habe, geht über den Bauchtanz hinaus. Ich habe es aus indonesischen, zentralasiatischen und orientalischen Elementen konstruiert. Die verschiedenen Körperteile wurden sozusagen über den Globus verstreut: Im Bauchtanz des Vorderen Orients hat sich die Beckenbewegung erhalten, die aus dem uzbekisch-zentralasiatischen Tanz verschwunden ist. In Indonesien sind die Hand- und Armbewegungen sehr verbreitet, verbunden mit einer Systematik der Oberkörperbewegungen. Die sogenannten »Agems« (mit Schritt-Techniken verbundene Hüftwendungen) erinnern entfernt an die weichen Hüftbewegungen im »Tripanghi« (der dreifachen Beugung) im indischen Odissi-Tanz, die auch eine gewisse Verwandtschaft mit den Hüftachtern des Bauchtanzes haben.

Diese Wellen spülen also über viele Küsten. Ich nehme an, daß sie Fragmente einer einstmals weitverbreiteten Gesundheits- und Meditationstechnik sind. Sie können Ihre Körperenergien ins Fließen bringen, wenn Sie die beschriebenen Achterbewegungen lernen und verfeinern. Diese Schatzsuche wird Sie einige Zeit beschäftigen. Natürlich können die Wellenbewegungen der Arme und Hände auch mit den Wellenbewegungen von Hüfte, Brustkorb und Hals verschmolzen werden und auch mit Bewegung im Raum »einhergehen«. Aber das ist im Rahmen eines Buches schwer zu vermitteln, und ich möchte es nur persönlich in Seminaren weitergeben.

Wie üben?

Wenn Sie Zeit und Ruhe haben, können Sie den ganzen Übungsablauf auf einmal durchgehen. Aber Sie können nach Lust und Laune oder je nach Gelegenheit auch Teile daraus einzeln üben. Und natürlich werden Sie sich zuerst mit den linearen, drehenden und runden Bewegungen befassen, doch Sie können Sie weglassen, wenn Sie die Achterbewegungen beherrschen. Denn dort sind sie ja auf höchst anmutige und geschmeidige Art mit enthalten. Sie können die Bewegungen ganz winzig und subtil oder weit und ausladend gestalten. Aber denken Sie daran, daß sie nicht nur »Körperornamente« sind, sondern Ihnen zu körperlicher Spannkraft und persönlicher Integration verhelfen sollen.

Wirkungsweise

Zeichnen Sie Ihre Kreise, Linien, Drehungen und Wellen langsam! Dadurch können Sie Ihre Widerstände kennenlernen. Sie bemerken plötzlich, daß der Bogen der linken Hand nicht so weit ist wie der der rechten Hand, daß eine Welle des Oberkörpers an einer bestimmten Stelle versiegt, daß ein Hüftbogen ein wenig schmerzt. Jede neue dieser kleinen Erkenntnisse läßt Ihren Körper geschmeidiger und kräftiger werden. Die Stopps verschwinden, die Bewegung wird widerstandslos »wie das Wasser«.

Übertragen Sie diese Erkenntnis auf all Ihre Probleme und Widrigkeiten im Alltag oder in Ihrem Seelenleben. Gehen Sie Schwierigkeiten nicht aus dem Weg, aber kämpfen Sie auch nicht dagegen an. Lernen Sie sie vielmehr kennen, umspülen Sie sie mit Ihrer Energie, lösen Sie sie auf und schwemmen Sie sie weg! In dem Maße, wie Sie es auf der Körperebene üben, wird es auch auf der mentalen Ebene zu Ihrer zweiten Natur.

Haben Sie bemerkt, daß Sie sich durch diese Wellenbewegungen nicht überdehnen können (wie es ehrgeizigen Personen im Yoga manchmal geschieht)? Der Grund dafür liegt in dem beständigen und kontinuierlichen Wechsel von Zusammenziehung und Ausdehnung: Wenn immer die eine Hüfte rund nach außen gleitet, ihre Muskeln sich also dehnen, ziehen sich die Muskeln an der anderen Hüfte zusammen. Die Ausdehnung an der einen Hüfte und die Zusammenziehung an der anderen erfolgen in genauer Entsprechung, in exaktem Gleichmaß, um sich gleich darauf ins Gegenteil zu wenden: Jetzt darf sich die Muskulatur an der ersten Hüfte zusammenziehen, während die der zweiten sich dehnt.

Wenn wir Kontraktion als Yang bezeichnen und Loslassen als Yin, so haben wir in dieser Bewegung, die ja durch unseren ganzen Körper fließen kann, ein überwältigend suggestives Gleichnis für den Atem des ganzen Kosmos. Sternenwelten verteilen sich im Raum (erschaffen den Raum) und ziehen sich wieder zusammen. Was heiß ist, dehnt sich in immer dünner werdenden Dampfwolken aus, was erkaltet, wird fest und zieht sich zusammen. Auf den Optimismus und die Ausdehnung der Konjunktur folgt die Zusammenziehung der Regression.

Das Weite und das Enge, die Vorderseite und die Rückseite, das Aktive und das Passive, das Geben und das Nehmen, es gehört alles zusammen ... wie das Atmen und das Pulsieren, die unseren Körper am Leben erhalten.

Auch in diesem Sinne also können diese Wellenbewegungen zur Meditation werden, zu einem Eintauchen in die innere Balance eines wirklichen Lebens.

Durch die bewegte Symmetrie der Körperwellen werden die rechte und die linke Seite im Körper innigst verbunden. Und durch die aufrechte, aber nicht starre Haltung wird auch unten und oben (Beckenboden und Fontanelle) in Spannung vereint. Und damit sind diese Übungen auch eine Form des Yoga. Denn Yoga heißt ja nichts anderes als die »Vereinigung von Gegensätzen«, die durch eine Klammer, ein Joch, überbrückt werden. Und wie die Ha-tha-Yoga-Übungen beinhaltet auch diese Bewegungsform eine bewußte Einheit von Geist und Materie.

Nur wird hier die Ruhe in der Bewegung erlebt, und außerdem verlaufen die Wellen und Kreise *quer* zur Wirbelsäule. Auf diese Weise gelingt es besonders gut, Verspannungen, die das Aufwärtsfließen der Energie behindern, aufzulösen.

Eines der zentralen Konzepte des Yoga sind die Chakren (denen meine Beschreibung des siebenstufigen Aufsteigens entspricht). Und manche Adepten des Yoga betrachten diese feinstofflichen Energiewirbel als Widerspiegelung von Drüsentätigkeit, die auf der Körperseite stattfindet. Nun ist die Endokrinologie, die sich mit den Wirkungen körpereigener Botenstoffe, der Hormone, befaßt, ein höchst komplexes Gebiet. Im allgemeinen aber werden von Chakrenspezialisten folgende Drüsenentsprechungen genannt:

1. Nebennieren (Kortison/Adrenalin)
2. Eierstöcke/Hoden (Sexualhormone)
3. Bauchspeicheldrüse (Insulin)
4. Thymusdrüse (Thymosin)
5. Schilddrüse (Thyroxin)
6. Hirnanhangdrüse (Steuerungshormone)
7. Zirbeldrüse (Melatonin).

Ich habe noch nie einen menschlichen Körper aufgeschnitten und weiß also nicht, wie Drüsen aussehen oder wo sie sich befinden. Deshalb kann ich diese Entsprechungen nur ungefähr nachvollziehen. Aber wer weiß, vielleicht wird einmal eine Medizinerin wissenschaftlich »erhärten«, daß weiche Bewegungen des Beckens zu vermehrter Östrogenausschüttung führen und damit volleres, vitaleres Kopfhaar, größere Brüste, geschmeidigere Haut und eine längere Fruchtbarkeitsperiode und Jugendlichkeit schenken. Ein Geschenk der Göttin!

Sie haben es selbst in der Hand beziehungsweise im Bauch, vielleicht sogar im Blut, sich dieses Geschenk selbst zu machen und die Göttin in sich zu entdecken! Sie erschaffen Ihre Jugendlichkeit selbst – ohne äußere Hilfsmittel, die meistens viel Geld kosten.

Ein beträchtlicher Teil von Krankheiten, Schmerzen und körperlichem Unbehagen beruht heute auf Haltungsfehlern und mehr oder weniger pathologischen Veränderungen des Bewegungsapparates. Das kommt vom vielen Sitzen, vom falschen Sitzen, vom falschen Stehen, Liegen, Heben, vom Übergewicht ...

Auch hier können die subtilen Wellenbewegungen des Bauchtanzes, langsam ausgeführt, das körperliche und seelische Wohlbefinden steigern. Verkürzte Muskeln und Sehnen werden sanft gedehnt, und ohne chiropraktisches Reißen werden falsche Positionen des Knochengerüstes langfristig korrigiert – durch die Multidimensionalität der subtil ausgeführten Achterbewegungen, die dem Gewebe sozusagen die Freiheit verschafft, sich neu zu organisieren. Es gibt sogar schon Orthopäden, die Ihren Patientinnen Bauchtanzkurse zur Verbesserung ihrer Haltung empfehlen.

Wenn man auch die chinesische Medizin einbezieht, so gewinnt diese Art der Bewegung noch weitere Aspekte: Wissen Sie, was Chi ist? Man könnte sagen, es ist eine Art schöpferischer Energie, die Ihren physischen Körper nährt und begleitet. Wenn das Chi durchlöchert und dünn ist, können nach und nach körperliche Krankheiten entstehen. Aber wenn Sie Ihr Chi wiederherstellen, spüren Sie vermehrte Spannkraft, Freiheit, es ist, als ob Ihre Organe leichter, freudiger arbeiten, als ob Ihre Muskulatur Ihren Körper leichter trägt.

Und wie heilen Sie Ihr Chi? Dafür gibt's viele Wege: den Weg zum Akupunkturarzt zum Beispiel, der die Stockungen Ihres Energiekostüms mit Nadeln oder Moxibustion (einem Verfahren mit punktuellen Wärmereizen) behandelt. Aber so weit brauchen Sie gar nicht zu gehen. Die chinesische Medizin kennt auch Bewegungsformen, die Sie zu Hause oder im Park durchführen können, wie Tai-Chi oder Chi Gong. Im Grunde sind unsere Wellenbewegungen eine Art Chi Gong. Und einige der von mir beschriebenen Übungen kommen auch in einer Form des südchinesischen Chi Gong vor. Fixieren Sie sich nicht auf die Bewegungsfirmen, sondern versuchen Sie zu spüren, daß Sie durch die Übungen Ihre *Energie* bewegen! Indem Sie Stockungen im Energiekörper auflösen, lösen Sie auch Stockungen im physischen Körper auf ... und umgekehrt.

Damit wirken Sie dann auf die Funktion der inneren Organe ein. Das chinesische Denken assoziiert die Körperorgane mit Emotionen: Leber und Galle mit Ärger, Herz und Dünndarm mit Begeisterung, Milz und Magen mit Sorge, Lungen und Dickdarm mit Traurigkeit, Nieren und Blase mit Angst. Durch Bewegung wirken Sie auf Energiefelder ein, die sich wie ein multidimensionales Netz durch den ganzen Körper ziehen und auf der Körperoberfläche als Linien, sogenannte Meridiane, erscheinen. Wenn Sie beispielsweise die Wellenvariante der Brandung auf der Höhe der Hüfte üben, so stimulieren Sie die Magen- und Milz-Meridiane sowie die Dünndarm-Meridiane, und das Geschenk, das daraus hervorkommt, wäre eine orange-gelb-rote Mischung aus Vertrauen und Freude. Wellentäler und Wellenberge stimulieren vor allem den Gallenblasen-Meridian, der an der Außenseite des Beins über die Hüfte bis unter die Achsel verläuft. Damit gewinnen Sie also Schwung und Elastizität. Sie lernen, nicht mehr mit Aggression, Frustration, Rückzug oder Verhärtung auf Herausforderungen zu reagieren, sondern mit Anmut und Geschmeidigkeit.

Natürlich ist es sinnlos zu sagen: Machen Sie diese und jene Übung, dann passiert dies und jenes. Das wäre maschinell. Damit würden wir uns knebeln und fesseln. Tatsächlich haben viele Fitneßprogramme diese entmenschlichende Wirkung: Sie machen uns zu Erfolgsmaschinen. Und wenn wir unser Pensum mal versäumen, haben wir gleich ein schlechtes Gewissen. So wird Freizeit vermauert und Spaß zu Arbeit.

In Wirklichkeit sind wir viel komplexer. Geben Sie sich also die Chance, all die süßen Überraschungen, dramatischen Kehrtwendungen und vergnügten Purzelbäume, die in Ihnen lauern, auch zu leben. Seien Sie unvorhersehbar!

Wo und wann üben

Üben Sie, wann immer Sie Lust dazu verspüren oder glauben, es zu brauchen. Ich sage nicht einmal, daß Sie möglichst regelmäßig üben sollten. Eine einzige Wellenséance während eines bewegungsarmen Monats kann eine tiefere Wirkung auf Ihren psycho-physischen Organismus haben als tägliches verbissenes und mechanisches Üben.

Sie können an den seltsamsten Orten und zu merkwürdigsten Zeiten und Gelegenheiten »wogen« und »branden«, zum Beispiel wenn Sie im Stau festsitzen. Anstatt sich ans Lenkrad zu krallen und den Bauch im Streß zu verkrampfen, können Sie weiche Handwellen und Bauchwellen üben. Plötzlich wird ein Lächeln über Ihr Gesicht huschen. Sie schauen ins Auto nebenan – und da lächelt jemand zurück.

Wenn Sie fern von Autoabgasen in Ihrem Dachgarten unter den Sternen üben können, sind Sie wirklich privilegiert. Vielleicht haben Sie einmal Lust, ein paar Freundinnen einzuladen, um die Sterne zu grüßen. Im Badezimmer, in der Küche, beim Saubermachen ... immer können Sie ein paar Wellen fluten lassen, und es erinnert Sie daran, daß alle Formen sich in Energie auflösen. Wenn Ihre Kinder Sie stören, versuchen Sie, sie einzubeziehen. Eines sollten Sie allerdings beachten: Versuchen Sie nicht, Ihren Freund oder Ehemann mit den Beckenbewegungen in erotische Stimmung zu versetzen, solange Sie es nicht von innen spüren. Denn auch das wäre mechanisch und gezwungen. Und dann könnten Sie sich verletzt fühlen, wenn er aus Unsicherheit eine spöttische Bemerkung macht.

Ich hab oft auch in der U-Bahn oder im Wartezimmer geübt. Der Vorteil der Bewegungen ist, daß Sie die Schleifen ganz winzig und subtil ziehen können, und trotzdem bewegt sich die Energie, das Rückgrat entspannt und streckt sich. Die Umgebung merkt es gar nicht.

Am gesündesten und regenerativsten ist natürlich Bewegung an der frischen Luft, im Wald oder im Park. Das verlangt einen gewissen Mut – aber die Chinesen machen auch jeden Tag in der Früh ihr Tai-Chi im Park. Ich finde, das ist eine gute Einrichtung. Das bringt uns ein wenig den Kontakt mit den Elementen zurück. Mir sind dabei schon lustige Dinge passiert. Einmal kam ein Ehepaar des Weges, als ich gerade auf einem Baum stand und übte. »Ich dachte in der Entfernung, ich sehe eine Baumnymphe ...«, sagte die Frau. »Das sieht wunderschön aus.« Und der Mann fügte hinzu: »Ja, aber wenn

Sie noch ein paar Kleidungsstücke ablegen, kommt's noch besser zur Geltung.« Ich parierte seine Anspielung, indem ich ganz apodiktisch sagte, daß ich in dieser Sache professionell sei, mit Kostümen würde ich mich auskennen. Er lachte beglückt, nickte eifrig und atmete erleichtert auf. Wieder eine Kehrtwendung! Wenn Sie ungewohnte Dinge tun, sollten Sie besonders höflich und integrativ sein. Laden Sie Zuschauer zum Mitmachen ein. Ich habe auf diese Weise schon viele angenehme Begegnungen gehabt.

Wie Sie sehen, brauchen wir also kein orientalisches Dekor, keine geblümten Kissen, Wasserpfeifen und Kupferschalen aus Khan Chalili, um den Nutzen von bauchtanzähnlichen Bewegungen zu genießen. Wellen überwinden alle Grenzen zwischen Kontinenten und Kulturen. Selbst im Eismeer gibt es Wellen. Warum also nicht auch in Ihrem strengen, postmodern eingerichteten Büro mit den chromglänzenden Möbelleisten, den Computern, dem Faxgerät ...

Verwirklichen Sie Ihr Körperglück!

Zur Musik

Natürlich werden Sie sich fragen: »Bewegung? Tanz? Aber wo bleibt die Musik! Welche Musik sollen wir verwenden?«

Prinzipiell ist ethnische Musik aus Afrika, Asien oder Lateinamerika geeignet, vor allem sind es Musikstücke, aus denen Sie den Rhythmus gut heraushören können. Mit schnellen, explosiven afrikanischen oder orientalischen Trommelsoli können Sie sich lockern, ausschütteln und subtil bis heftig vibrieren. Ruhigere Rhythmen helfen Ihnen, die verschiedenen linearen, runden oder drehenden Isolationen zu erlernen und gleichmäßig zu üben.

Die Halb- und Viertelton-Melodik der orientalischen Musik führt Sie fast unweigerlich in Ihren Körper, in diese subtilen, binnenkörperlichen Isolationen, denn die orientalischen Melodielinien sind meist intimer als das häufige Dur in der klassischen europäischen Musik, das zu großen, raumgreifenden Schritten, ausladenden Bewegungen oder Sprüngen anregt.

Oft enthalten orientalische Musikstücke lange Instrumental- oder Vokalsoli (Taksim oder Mawal). Sie sind für Körper-Innenraum-Meditationen geeignet und wurden in der spirituellen Musiktradition des Orients auch in dieser Weise verwendet.

Komplexe orientalische Auftrittsstücke brauchen Sie anfangs noch nicht. Sie enthalten viele Rhythmenwechsel, Instrumentenwechsel, melodische Feinheiten und dramatische Momente, die Sie von Ihrem Körperbewußtsein eher ablenken. Erst wenn Ihnen die Technik der Isolationen mit ihren verschiedenen Figuren vollkommen in Fleisch und Blut übergegangen ist, wenn Sie über Schrittkombinationen und tänzerische Ausdrucksmittel verfügen, sollten Sie sich an solche Musikstücke wagen.

Da es nicht immer leicht ist, die passende Musik zu finden, habe ich gemeinsam mit einem afrikanischen Musiker eine Musikkassette zusammengestellt, die sich genau auf mein Bewegungsprogramm bezieht. Sie heißt »Yellow Waves: Vocals and Percussion« (John Donkor, Ghana, und Eluan Ghazal) und enthält zehn freundlich-charismatische Stücke, darunter:

Saint Vibration: Wachen Sie auf mit den Stimmen des Regenwaldes, lockern Sie sich, schütteln Sie sich, lassen Sie Ihren Körper vibrieren ... im sanften Rhythmus der Antilopentrommel, im wohlgelaunten Singsang der »Talking Drum«, im schnellen Klirren der Rasseln, im tiefen

Baß der bauchigen Brekede-Trommel (... Und denken Sie daran: Der Regenwald ist die Lunge unseres Planeten! Noch!)

Erlernen Sie die Körperisolationen, indem Sie die drei Stufen der *Pyramid Of Twist And Turn* erklimmen, öffnen Sie sich für *Heaven's Surprise* (»Himmlische Überraschungen«), und vertrauen Sie dem Kreisen Ihres Körpers: *And Earth Is Round.*

Geben Sie sich mit Ihren Wellenbewegungen dem Meeresrauschen hin, lassen Sie sich tragen ... Wie von einem fernen afrikanischen Ufer erreichen Sie die Stimmen der Trommeln und Glocken ... *Yellow Waves.*

Am Ende erlernen Sie den Tanz der sieben Zentren: *Ritual Of Rising Energy* – zur Integration Ihrer eigenen Körperenergien oder auch als Tanzvorstellung für Ihre Freunde und Gäste.

Sie können diese Musikkassette im Rahmen meiner Seminare erwerben oder direkt bei Ihrem Buchhändler, beim ARISTON VERLAG oder unter meiner Adresse bestellen. Hier und im WILHELM HEYNE VERLAG erhalten Sie auch Informationen über Seminare, Lesungen und Vorstellungen:

ELUAN GHAZAL, Postfach 113, A-1130 Wien-Hietzing, Österreich.